KB272572

한평생 온 가족 건강을 위하여

다한증·암내 예방과 치료대책

(완벽한 그림해설! 이론과 실천요령 총망라!)

현대건강연구회

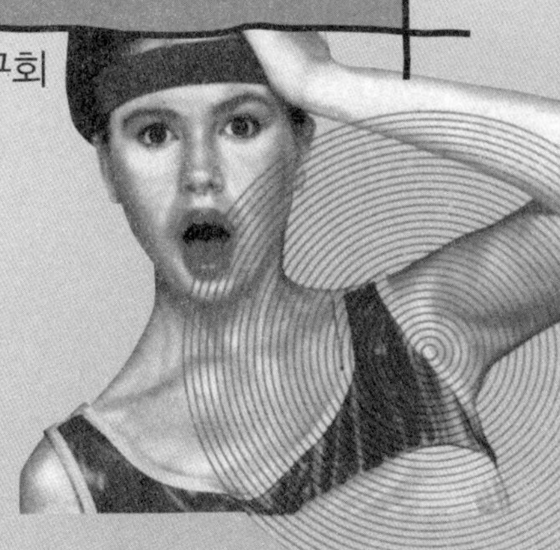

太乙出版社

머 리 말

사람은 누구나 건강하고 밝은 생활을 바라고 있다. 그러나 암내 체질자는 그 특유의 체취 때문에 주위 사람들로부터 꺼려지고 모처럼의 혼담이 깨지거나 또는 중요한 직장이나 친구 관계에 금이 가거나 하는 경우가 많은 것 같다. 이 때문에 얼마나 사람들이 고민해 왔을까?

암내는 생명과 관계없기 때문이라든가, 서구에서는 당연한 체질이기 때문에 라고 해서 간단히 해결될 문제는 아니다. 확실히 서구민은 그 대부분이 암내 체질자이기 때문에, 그 문제로 고민하는 경우는 적은 듯하다. 그러나 동양의 경우는 이와 다르다.

우리나라의 암내 체질자는 열 명에 한 사람 비율이라고 할 만큼 적기 때문에 매우 두드러진다. 그러나 의학이 이만큼 발달한 오늘날까지 아직 암내의 이상적인 치료법이 없다고 하는 것은 암내를 너무 경시하고 있는 것이 아닐까? 환자가 용기를 내서 의사에게 상담을 해와도 서구에서는 당연한 일이라든가, 체취 정도가 지나치게 신경질적이다라고 말할 뿐이다.

그것은 환자 대부분이 냄새도 물론이지만, 겨드랑이 밑에 흐르는 다량의 땀, 액와 다한(多汗)에 의해 의복이 더러워지는 것, 그리고 타인이 모르는 심신 양면의 고민을 가지고 있다는 사실을 모르기 때문일 것이다.

가끔 치료를 받았다고 해도 일시적인 치료의 반복으로 환자가 만족할 만한 결과는 얻을 수 없다. 또한 대부분의 경우가 나쁜 부분을 제거하는 정도인데, 물론 환자는 만족할 수 없다. 그러나 환자 자신이 큰 상처가 남는 것을 바라고 있지 않기 때문에 상처가 남지 않는 전기분해·응고법을 시험해 보지만 다한을 제거할 수는 없다.

어쨌든 치료법이 확립되어 있지 않는 이상 환자는 의료에 대한 불신을 갖고, 냄새 노이로제까지 되고 있다.

암내 환자들이 가장 묻고 싶은 것, 알고 싶은 것은 무엇일까? 그것은 암내의 발생 원인과 유전의 문제, 치료법 등 여러 가지로 추측해 볼 수 있다.

그러나 무엇보다 암내 환자의 제일 큰 바램은, 남 모르게 고민해 온 이 상태에서, 한시라도 빨리 해방되는 것일 거라고 생각한다.

이 암내의 치료법을 이해하기 위해서는 암내에 관한 기초적인 지식이 필요하다. 그러나 이책에 요구하는 것이 독자에 따라 다를 수도 있기 때문에 순서대로 집필해 나갔다.

더구나 보다 학문적인 분야까지 알고 싶다고 생각하는 사람들과 암내에 대한 치료에 관심이 있는 의사분에게도 참고가 되도록 그동안의 연구를 중심으로 자세하게 기술했다.

마지막으로 환자를 보다 깊이 알고 싶지 않을까라는 생각에서 다소 전문적인 사항을 '주'로서 구별하였으니 참고해 주기 바란다.

차　　례

제1장 암내와 암내의 어원

암내란 무엇일까?···14

제2장 암내 환자의 고민
──앙케이트 조사 결과에서

신체적인 면에서의 고민···19

□성별과 연령···19

□체형 ··20

□어째서 암내라고 알았을까? ··20

□계절적으로 언제 깨닫는가? ·······································22

□암내는 몇 세경부터 시작될까?·····································23

□초경과의 관계 ···24

□암내 환자의 비율···24

□귀지와의 관계 ··25

□암내에 좌우의 차가 있는가? ······································27

□암내와 연령차 ··28

□암내의 정도 ··29

□액모와의 관계 ··30

□암내와 다한(액와 다한)···31

□양복을 선택할 때 곤란한가? ······································31

□암내와 월경과의 관계 ···32

□암내는 어떤 때 강해지는가? ·······33
□정신적 긴장과 암내와의 관계 ·······34

암내 환자의 심리적인 면 ·······35

□성격 ·······36
□암내와 성격 ·······36
□인간 교제는 좋은 편인가? ·······37
□암내는 사람들에게 꺼려진다고 생각하는가? ·······38
□타인의 암내를 어떻게 생각하는가? ·······38
□암내라는 것을 어떻게 생각하는가? ·······39
□타인으로부터 암내라는 말을 들은 적이 있는가? ·······40
□암내라는 말을 들었을 때 어떻게 할까? ·······41
□긴장하면 손, 발에 땀을 흘릴까? ·······41
□실연당한 적이 있는가? 실연은 암내에 관계 있는가? ·······42
□암내는 결혼에 지장을 초래하는가? ·······42
□암내가 원인으로 세상이 싫어진 적이 있는가? ·······43

제 3 장 암내는 유전되는가?

부모의 인과(因果)가 ·······47
귀지와 암내 ·······50

제 4 장 액와 다한과 암내

액와 다한과 암내 ·······56

손바닥의 다한증과 암내 ·····60

제5장 아랫도리 암내와 그 밖의 체취

월경 · 임신 · 외음부와의 관계 ·····67
□월경과의 관계 ·····67
□임신과의 관계 ·····67
□암내와의 관계 ·····68
□질(膣) 청정도(清浄度)와의 관계 ·····68
□외음부의 아포크린선 ·····69
□아랫도리 암내의 증례(症例) ·····69
□정상적인 분비물에 의한 것 ·····70
□월경혈(月經血)에 의한 것 ·····70
□병적인 대하에 의한 것 ·····71

그 밖의 체취에 대해서 ·····71
□구취(口臭)에 의한 체취 ·····71
□족취증(足臭症) · 비취증(鼻臭症)에 의한 체취 ·····72
□전신증(全身症)으로서의 체질 ·····72
□체취(體臭) 노이로제 ·····73

제6장 암내와 그 피부 질환

액모의 질환 ·····76
아포크린선에 관한 질병 ·····77

피부 질환 78
두껍게 뗀 조직 표본(입체 조직상)의 작제(作製)에 대해
서 78

제7장 후각과 암내

냄새의 개념 82
후각은 왜 일어나는가? 83
꺼려지는 암내의 냄새 84
냄새의 측정(양적, 질적 표시성) 85
□기준 냄새의 결정 86
□기준 냄새에 의한 테스트 순서 88
□맡는 법 88
암내 환자의 후각은 어떤가 90

제8장 심신증(心身症)으로서의 암내

심리면 · 사회면의 검사 97
□시마다 식(島全式) 신경질 테스트 97
□YG 테스트 98
□CMI 테스트 100

신체면에 있어서 검사 101
심신증의 성립 103

제 9 장 늘고 있는 암내 노이로제

체취를 호소하는 환자의 마음 ·········· 106
□증례1──여성, 51세 보험회사 직원 ·········· 108
□증례2──여성, 19세 ·········· 109
□증례3──남성, 20세, 학생 ·········· 111

노이로제양 환자의 특징 ·········· 113
□임상적 조사 ·········· 113
□임상적인 특장(特長) ·········· 113
□환자의 특장(병태의 특이성) ·········· 115
□병태의 진단명 ·········· 119

제 10 장 신체 구조와 암내

암내는 왜 일어나는가? ·········· 124
□아포크린선에 대해서 ·········· 126
□아포크린선의 구조 ·········· 129
□아포크린선 땀의 성분 ·········· 132
□아포크린선과 호르몬과의 관계 ·········· 132
□아포크린선 연령과의 관계 ·········· 134

에크린선에 대해서 ·········· 136
□에크린선의 구조 ·········· 136
□에크린성 발한(發汗)의 종류 ·········· 137

□땀의 성분과 양 ……………………………………………………… 138

피지선에 대해서 …………………………………………………… 139
□피지선의 구조 ……………………………………………………… 139
□피부 표면의 지질과 암내와의 관계 …………………………… 140
□지방산과 체취와의 관계 ………………………………………… 141
□연령·성과의 관계 ………………………………………………… 143

액모에 대해서 ……………………………………………………… 144
□액모(腋毛)의 발생 ………………………………………………… 145
□털의 구조 …………………………………………………………… 145
□모발의 주기 ………………………………………………………… 146
□생장 속도 …………………………………………………………… 147
□성별등 ……………………………………………………………… 148
□액모의 발생 상태 ………………………………………………… 148
□액모의 밀도 ………………………………………………………… 149
□체모의 영향 ………………………………………………………… 149
□털의 병 ……………………………………………………………… 149

제 11 장 액와부의 세균과 암내 ………………………………… 151

제 12 장 암내는 왜 일어나는가?

암내 발생의 제설(諸說) ………………………………………… 156
□암내 냄새는 아포크린선의 양에 관계가 있다고 하는 설 …… 157

□아포크린선의 분비물에 질적으로 차이가 있다고 하는 설 ·············· 157

□피지선에 관계가 있다고 하는 설 ······························· 158

□그 밖의 설 ·· 158

제 13 장 현재까지의 암내 치료법

환자와 의사 ································· 168
현재까지의 치료법 ···························· 168
□약물 요법 ································· 170

□이학적 요법 ······························· 178

□방사선 요법 ······························· 190

□수술적 요법 ······························· 191

제 14 장 암내는 깨끗이 치료된다

치료기구(피하 조직 소제기)의 개발 ················· 206
압박 고정법의 개발 ·························· 209
□타이 오버법(Tie-over법) ····················· 209

□제1호 환자 ······························· 211

□연구의 경과 ······························ 211

소제법은 왜 확실한가? ······················· 213
□개량형 B형 소제기의 시작 ···················· 214

□B형 소제기의 이점 ························· 215

□소제 수술상의 모든 주의 ····················· 217

더블 타이 오버법은 왜 확실한가? ·········· 220
□암내 수술과 압박 고정법 ·········· 222

피하 조직 소제법에 의한 수술 방법 ·········· 235
□외음부 액취증의 수술 요법 ·········· 252
□절제법 수술후에 재수술 ·········· 253
□각종 요법의 비교·종합 판정 ·········· 253
□암내와 성형외과 ·········· 255

제 1 장

암내와 암내의 어원

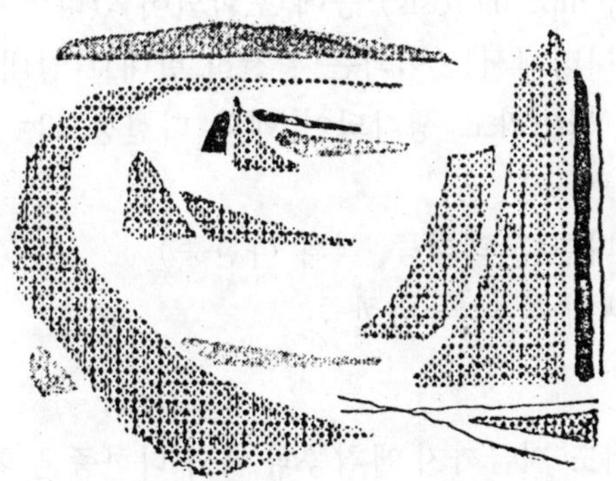

암내란 무엇일까?

암내란 액와(腋窩), 즉 겨드랑이 밑이라든가, 외음부 등에 있는 땀샘이 원인으로 거기에서 이상한 냄새가 나는 증상을 말하며, 액취증(腋臭症)이라고 일컬어진다.

인간에게는 체취가 강한 사람과 약한 사람이 있다. 구미인의 경우는 약 80%가 암내 체질이라고 해도 타인의 체취가 그다지 신경에 거슬리지 않는다. 이 때문에 의학 문헌을 봐도, 암내(액취증)의 학술어로 Osmidrosis(오스미드로시스)라고 하는 병명은 그다지 눈에 띄지 않는다. 이따금 그것은 겨드랑이 밑에 다량의 땀을 흘리는 병, 즉 액와 다한증(Axillary hiperhidrosis) 중에 포함되어 있다.

그러나 우리나라에서는 이와는 완전히 반대로 암내 체질자가 적기 때문에 암내는 병이라고 생각되어 액와 다한증과는 구별되고 있다.

구미＝액와 다한증(액취증, 액와 다한증)
우리나라＝액취증, 액와 다한증

우리나라에서도 지금까지 액취증과 액와 다한증은 확실히 구별되고 있지 않았다. 그래도 냄새를 수반하지 않는 겨드랑이 밑의 국소 다한은 액와 다한증으로서 액취증과는 구별은 하고 있지만 확실치 않다. 게다가 '냄새'라고 하는 것은 주관이 들어가기 때문에 한층 혼연해진다.

그래서 나는 다음과 같이 구별해 보았는데, 그것은 귀지가 말라 있느냐 또는 젖어 있어 부드럽냐로 구분하는 방법이다. 자세한 것은

‘제4장 액와 다한증과 손바닥의 다한증’의 항에서 설명하겠지만 ‘액와 다한증’을 일단 구별한다.

‘귀지가 말라 있어 액취가 거의 없고 액와에 다한을 수반하는 증상’을 협의의 액와 다한증이라고 하고, 한편 ‘귀지가 부드럽고 액와 등에 다한을 수반하지만 냄새가 없는’ 것을 광의의 액와 다한증(가성), 혹은 암내 체질로서 구분하는 것이 이해하기 편할 것이다.

한편 액취증, 즉 암내는,

‘귀지가 부드럽고, 액와 등에 냄새를 수반하는 것’을 협의의 액취증이라고 한다. 그러나 이 암내의 대부분은 액와 다한증을 수반하고 있다. 냄새의 정도가 강한 사람, 가벼운 사람, 또는 심한 땀을 흘렸을 때만 나타나고 평소는 거의 느낄 수 없는 사람의 등등이 있으며 액와 다한을 수반하고 있다. 따라서 액취증과 액와 다한증과의 구별이 어려워지는 것도 어쩌면 지극히 당연하다.

이 양자의 구분은 간단히 말하자면 ‘귀지’가 ‘말라 있다’라든가, ‘부드럽다’라든가에 의해 결정하는 편이 좋다고 생각한다.

제 2 장

암내 환자의 고민
—앙케이트 조사 결과에서—

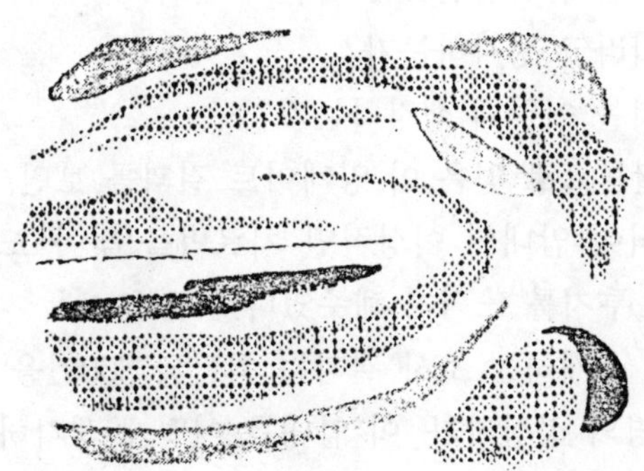

암내 환자에 대한 데이타는 너무나도 적은 것 같다. 왜냐하면 치료법이 확립되어 있지 않기 때문에 대학이나 병원 등에서는 환자와 접촉할 기회가 적어 대상례로서 만족스러운 수치를 얻을 수 없기 때문일 것이다. 그 때문에 암내 및 암내 환자의 실태를 정확하게 이해할 수 없었다.

나의 경우는 과거 수년간 1000건 이상에 달하는 치료 환자분들의 협력을 얻어서 앙케이트 조사를 할 수 있었다. 이 앙케이트 결과를 토대로 다음의 암내 환자들의 의식 조사를 정리할 수 있었다.

질문은 신체적인 면과 심리적인 면의 두 가지로 크게 나눠진다.

우선 신체적인 면에서의 질문은 다음과 같다.

① 남녀 비율에서는 어느 쪽이 많을까?

② 연령에서는 어떨까?

③ 체형상의 특질은 어떨까?

또한 심리적인 면에서의 질문은 다음과 같다.

① 암내를 병이라고 생각하는가?

② 암내라는 것을 어떻게 생각하는가?

이상과 같은 질문으로 얻은 이 앙케이트 결과를 보면, 액취증 환자의 고민이 부각되어 암내의 이상적인 치료법을 찾아 노력하고 있는 나에게 있어서는 투지를 느끼게 해주었다.

그리고 다음에 소개하는 조사 결과는 최근의 300건을 정리한 것이다. 또한 약 200명의 정상자가 이 암내를 어떻게 생각하고 있는지를 앙케이트에 의해 조사하였다.

신체적인 면에서의 고민

□성별과 연령

〈표1〉은 수술을 받은 환자의 성별과 연령별의 표이다.

〈표1〉 연령 · 성별에 의한 비율   (300명을 대상)

연령 \ 병 성별	암 내		액와 다한증	
	여성	남성	여성	남성
8~12(국민학생)	4	0	0	0
12~15(중학생)	14	1	2	0
16~18(고교생)	17	1	1	0
19~25	138	19	17	2
26~35	48	6	7	0
36~45	10	3	3	0
46~55	6	0	0	0
55~이상	1	0	0	0
계	238	30	30	2

300건의 내역

암내 환자가 여성 238, 남성 30

귀지가 마른 액와 다한증의 환자가 여성 30, 남성 2

연령별로 보면, 암내의 경우

최연소 8세를 포함해서 4건

중학생 14건

고교생 17건

19세부터 25세까지 138건

그 이하는 차츰 감소하고 최고령자는 56세였다.

액와 다한증도 성별, 연령에 있어서 암내와 같은 경향을 따라서 청년층에 가장 많아지고 있다.

조사 결과에서는 암내 환자는 압도적으로 여성이 많다. 그러나 실제는 반드시 여성이 많다고는 할 수 없으며, 이 점에 대해서는 '암내 환자의 비율'의 항에서 서술하기로 하겠지만 실제는 남성에 비해 여성이 약간 많은 정도이다.

□체형

암내 환자의 체형은 비만 형도 마른 체형도 아니다. '보통'이라고 하는 사람이 52.5%로 전체의 절반을 차지하고 있다. 왜냐하면 암내는 앞의 조사에서도 알 수 있듯이 사춘기 이후에 나타나는데, 그때는 난소 기능이 활발히 작용하기 때문에 체중은 그다지 늘어나지 않는다.

예를 들면 사춘기 무렵, 갱년기에 비만의 경향이 있는 사실로부터 짐작하리라 생각한다. 따라서 가장 많은 것은 보통 체형의 사람이 되고, 다음으로 뚱뚱한 사람이 많고, 마른 체형의 사람은 적은 것 같다.

□어째서 암내라고 알았을까?

대부분의 사람, 즉 55.7%의 사람이 자신이 암내라는 사실을 스스로 깨닫고 있다. 그밖에 주변에 있는 사람, 가족이나 친구의 말을 듣고 비로소 깨달았다고 하는 사람이 43.7%이다.

〈표2〉 체형

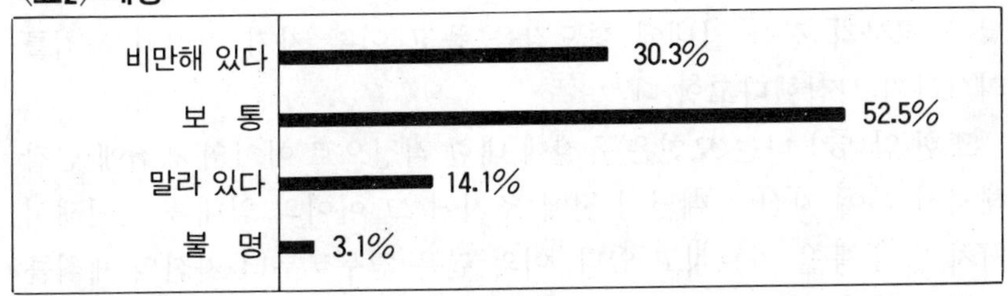

〈표3〉 왜 암내라고 알았는가?

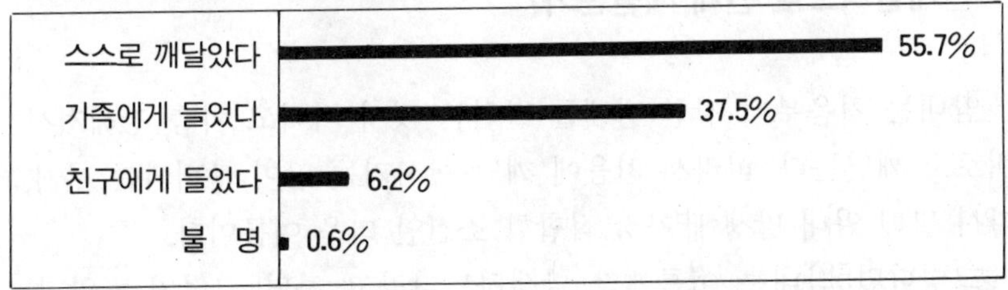

또한 나중에 서술하겠지만 암내는 유전하기 때문에 가끔 그 사람 주위에 암내 환자가 많거나 하면 다른 사람도 자신과 같은 체취가 나는 것으로 믿고 좀체로 깨닫지 못하는 경우도 있다.

예를 들어 35세의 통역일을 맡고 있는 어떤 남성은 체취가 강한 외국인들 사이에서 일을 하기 때문에 10년여 간이나 체취에 대한 걱정을 하지 않았다고 한다.

확실히 후각에는 '익숙해 진다'고 하는 현상이 있다. 그러나 직업적으로 어쩔 수 없이 배이는 냄새는 몸에서 완전히 빠지지 않지만, 암내의 경우는 목욕 직후 등은 일시적으로 전혀 냄새가 나지 않는다. 그러다가 시간이 경과하면 그때 냄새가 난다. 따라서 많은 환자는 자신의 액취를 확실히 의식하고 있는 경우가 많은 것 같다.

암내를 자각할 때까지의 과정은 여러 가지 경우가 있다.

어떤 여성은 어린 시절, 부친의 체취가 너무 좋아서 부친의 무릎

위에 앉아 그 냄새를 즐겼다고 한다. 그런데 15, 6세가 되어 고등학교 남자 교사의 강한 암내에 혐오감을 품고 이후 자기 자신의 체취를 의식하기 시작했다고 한다.

또한 암내가 나는 모친은 유전에 대한 걱정으로 아이의 체취에 민감해져서 아이 자신이 깨닫기 전에 조기에 그 아이의 암내를 발견해서 처치 방법 등을 가르치고 있다. 이와 같은 경우로부터 자신의 체취를 의식하기까지는 참으로 다양한 경우가 있다.

□계절적으로 언제 깨닫는가?

암내는 처음부터 강한 냄새를 발하는 것이 아니고 차츰 강해져서 비로소 깨닫는다. 따라서 처음에 깨닫는 시기는 땀이 분비되는 시기, 다시 말해 암내 발생에 가장 적합한 조건인 더운 여름이다.

그렇다면 암내는 여름에만 발생하느냐라고 하면 그렇지는 않다. 겨드랑이 밑에 있는 두 종류의 땀샘(에크린선과 아포크린선)은 온열성 발한 뿐만이 아니라 정신적인 영향도 크게 작용한다. 이 때문에 계절에는 그다지 관계없이 나타나는 경우도 있다.

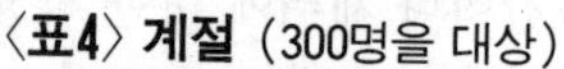

〈표4〉 계절 (300명을 대상)

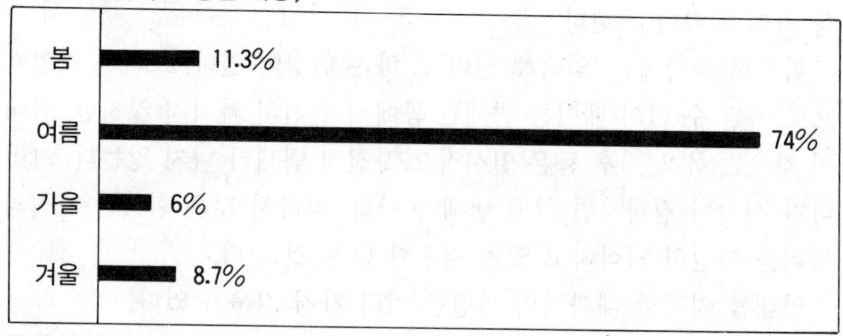

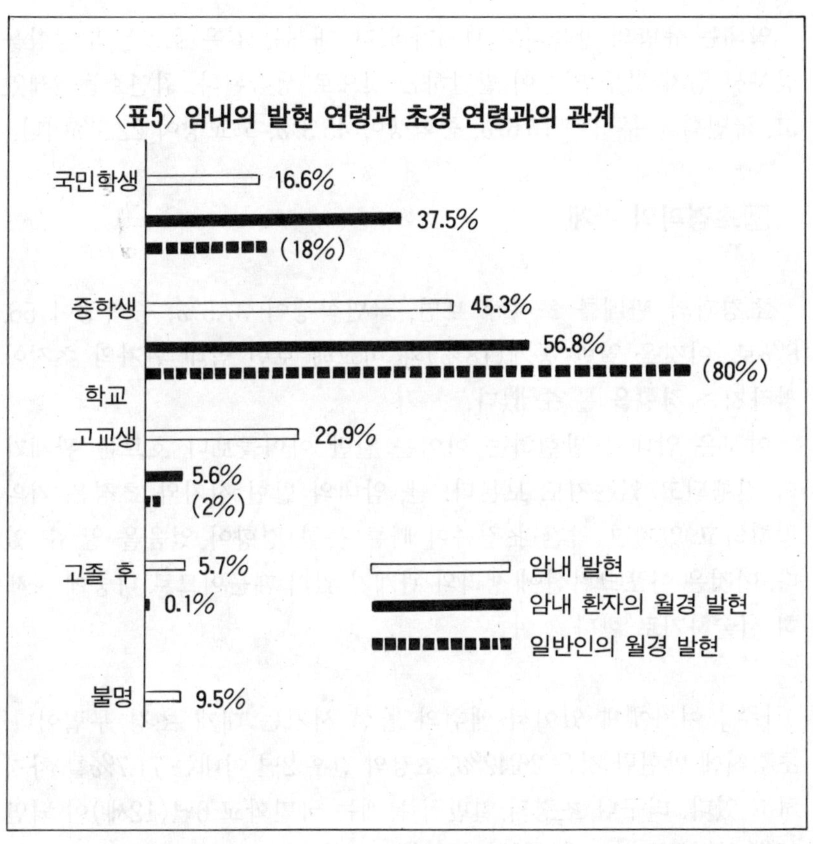

조사(150명 중)에서는 여름이 가장 많아 111건(74%), 이어서 봄이 17건(11.3%), 겨울이 13건(8.7%), 가을이 9건(6%)이다.

□암내는 몇 세경부터 시작될까?

처음에 양해를 구해 두어야 할 것은, 질문 〈표7〉의 연령은 치료하러 온 경우이고, 여기에서는 암내가 처음으로 나타나는 연령의 경우이다.

암내는 유방의 발육과도 관계가 있다. 대개는 같은 호르몬의 영향을 받아서 양자 모두 기능이 발달하는 것으로 생각된다. 최연소는 8세였고, 국민학생 무렵이 16.6%, 중학생이 45.3%, 고교생이 22.9%이다.

□초경과의 관계

초경과의 관계를 조사해 보면, 국민학생이 37.5%, 중학생이 56.8%로, 이것을 일반 통계(18%)와 비교해 보면 암내 환자의 초경이 빨라지는 경향을 볼 수 있다.

이것은 암내가 발현하는 아이는 일반 아이들보다 호르몬 관계가 더 진행되고 있는지도 모른다. 단, 암내의 발현 시기와 초경은 거의 평행하고 있지만 약간 초경쪽이 빠른 듯한 경향이 있음을 알 수 있다. 이것은 아포크린선이 생리와 관계가 있기 때문이므로 나중에 자세히 서술하기로 한다.

[주] 여자에게 있어서 액취의 발현 시기는 대개 초경 무렵이다. 초경시에 발현한 것은 26.42%, 초경의 전후 2년 이내는 71.7%를 차지하고 있다. 더구나 초경의 일반적 통계는 국민학교 6년(12세)이 되면 18%, 중학 3년(14세)이 되면 98%.

□ 암내 환자의 비율

〈표6〉은 1070명의 일반인을 대상으로 암내인지 어떤지를 앙케이트 조사한 결과이다.

남성은 628명 중 50명, 여성은 442명 중 57명이 암내라는 사실이 판명되었다. 그리고 전체에서는 107명으로 꼭 10%에 해당한다.

우리나라의 경우는 암내 환자는 약 10%로 추측된다. 이것은 인구

〈표6〉 암내의 출현 빈도 (남성 628명, 여성 442명 대상)

	남자		여자		남자+여자	
	인수	%	인수	%	인수	%
암내	50	7.96	57	12.8	107	10
정상	578	92.04	385	87.2	963	90
계	628	100.00	442	100.0	1070	100

약 1억인 경우 대략 1000만 명의 암내 환자가 있는 셈이 된다.

그러나 암내는 사춘기 이후에 나타난다는 점과, 그 정도에 차이가 있는 점을 고려하면 실제로 200~300만 명이라고 하는 사람이 암내로 많건 적건 고민하고 있는 것이다. 10명 중에 1명은 자신과 같은 고민을 가진 사람이 있다고 하는 사실을 암내 환자들은 기억해 주기 바란다.

□귀지와의 관계

암내란 귀지와 매우 밀접한 관계가 있다. 귀지는 보통 두 종류로 분류할 수 있는데, 회백색의 마른 '귀지'와 '고양이 귀' 또는 '연정청(軟耵聹)'이라고 불리는 황갈색내지 암갈색의 부드럽고 축축한 귀지이다. 어느쪽이나 귀지는 외이도(外耳道)의 피부에 이도선의 분비물 등이 붙어 있는 것이지만 암내 환자의 귀지는 그 대부분이 부드러운 '고양이 귀'이다.

암내의 원인인 땀샘의 분비물에 의해서 귀지가 젖는다고 하는 것이다. 자세한 것은 '제3장 암내는 유전한다', '제10장 신체 구조와 암내'의 항을 참조해 주기 바란다.

[주] 연정청과 액취증과의 관계

외이도에 있는 외이도선은 일종의 아포크린선에 속해 있다. 그러나 액와부(腋窩部)의 아포크린선과 외이도선과는 완전히 동일하지 않고 다소의 차이가 있다.

연정청의 출현 비율

연성(軟性) 귀지(W＝Wet)에 대해서

인종에 따라서 귀지형의 출현 비율은 다르며 W의 출현 빈도는,

아이누인 및 흑인 : 100%

유럽인 : 70% 이상

미크로네시아인(적도 이북, 필리핀 동쪽의 여러 섬의 총칭) : 53%

대만인 및 일본인으로 아이누인과의 혼혈 : 50%

일본인 : 10%

한국인 : 8%

중국인 : 3%

동시베리아의 툰그르족 : 6% 이하

룸츠크족에게는 W가 없다

이상을 다른 보고들과 비교해 보면 연성 귀지의 출현률에 상당한 차이가 있는데, M 보고에서는 지역차를, O 보고에는 연령차를 각각 그 원인으로 지목하고 있다. 그러나 H와 N 보고에서는 연령차는 없다고 주장한다.

암내와 연성 귀지(W)의 관계

단, 연성 귀지에서 본 액취 합병의 빈도는 연령적으로 큰 차이가 있다. 12세부터 18세까지는 연장이 됨에 따라서 차츰 고율이 되어 남성의 경우는 17세에 88%, 여성의 경우는 18세 94.4%로 최고를

〈표7〉

액와선	정청선
● 태생아에게는 결여	● 태생 16주에 원기(原基)를 읽는다.
● 노년기에 이르면 위축	● 노년기에도 활동
● 청년기에 가장 왕성	● 청장년기에 비교적 왕성
● 선강은 좁다	● 선강은 넓다
● 선세포의 높이는 변화한다	● 선세포의 변화는 비교적 적다
● Chromatin이 적다	● Chromatin이 많다
● 선강 내에 세포 파괴물이 많아서 오염된다.	● 선강 내의 오염도가 낮다

나타낸다. 또한 다른 보고에서는 82%라고 하는 수치를 올리고 여성에게 이 경향이 크고 암내가 강한 사람일수록 이 빈도도 높아진다고 한다. 즉, 연성 귀지라도 암내가 아닌 사람의 비율은 높은 것 같다.

그러나 귀지가 말라 있으면 '암내다'라는 보고도 있다. 내가 치료한 350중에서 17명(5.66명)있었다. 어쨌든 극히 소수이지만 이같은 예가 있다. 그러나 귀지가 말라 있으면서 '암내'라고 호소하는 환자의 대부분은 액취가 없고, 겨드랑이 밑의 '다한'으로 이것을 암내로 잘못 알고 있는 경우를 많이 본다.(액와 다한증의 항 참조)

더구나 마른 귀지의 사람이라도 초경이 시작되기 전후에 일시적으로 상당한 암내를 호소한 예가 2, 3건 있었다. 이것도 호르몬과의 관계를 부정할 수 없는 것 같다.

□암내에 좌우의 차가 있는가?

〈표8〉이 나타내고 있듯이, '좌우 거의 동일'이라고 하는 사람이 67.1%이고, '오른쪽이 강하다'라는 사람이 19.7%, '왼쪽이 강하다'라는 사람이 3.6%이다.

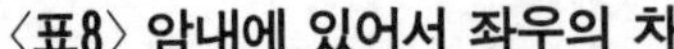

〈표8〉 암내에 있어서 좌우의 차

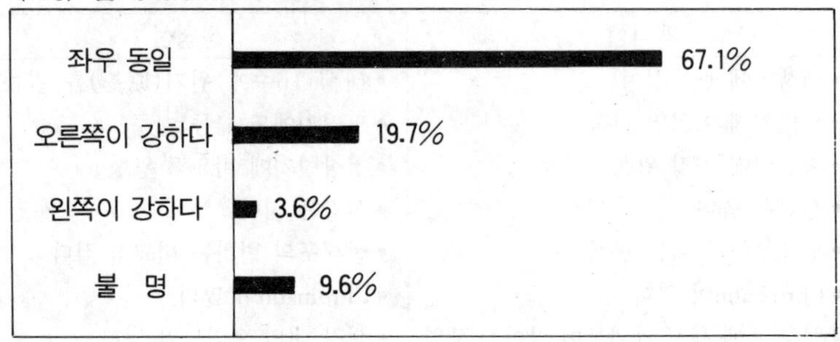

〈표9〉 암내와 연령차

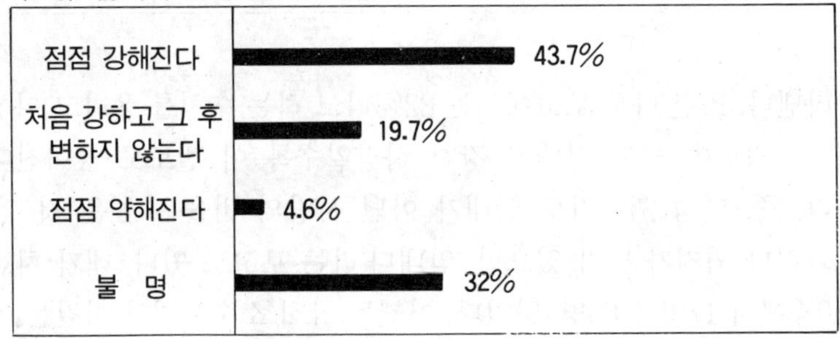

이것은 '잘 쓰는 팔'에 의한 차이로 오른손잡이의 사람이 많기 때문이다. 그로 인해서 팔의 운동량이 다르고, 겨드랑이 밑의 자극도 잘 쓰는 팔쪽이 강해진다. 이와 같이 자극이 강하게 작용하면 액모도 증가한다.

제12장 '암내는 어째서 일어나는가'의 항에서 서술하지만 액모가 많으면 거기에 수반해서 아포크린선이나 피지선도 당연히 많아진다. 따라서 암내도 강해지는 것 같다.

□암내와 연령차

암내의 발생 원인인 땀샘의 아포크린선과 피지선은 호르몬의 영향을 받는다. 이 때문에 청년기가 되서 호르몬 분비가 순조로와지면, 일반적으로 암내도 점점 강해진다. 그것을 나타내는 것이 〈표9〉이다.

그러나 나이가 먹어감에 따라 암내는 점점 약해지고, 갱년기 이후가 되면 거의 모르게 된다. 그렇지만 완전히 없어져 버리는 것은 아니다.

□암내의 정도

암내에 있어서 강약의 정도는 '제7장 후각과 암내'의 항에서 서술하겠지만 스스로는 강하다고 생각하고 있어도 제3자에서 보면 별로인 경우가 있다. 그것과 동시에 냄새에 익숙해져 있는 본인은 별로라고 생각하고 있어도 주위 사람은 매우 강렬하게 냄새가 난다고 지적하는 경우도 있다.

〈표10〉 암내의 정도

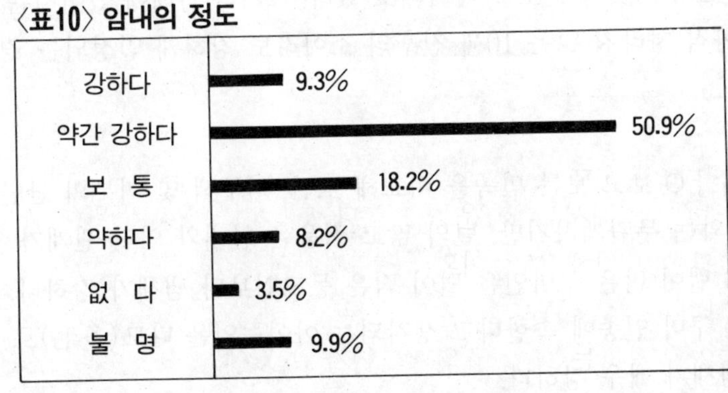

〈표10〉에서 정리한 암내의 정도는 저자가 수술을 한 환자의 '자각'에 의한 앙케이트 조사 결과이다.

여기에서는 냄새가 '없다'고 하는 사람이 3.5%이지만, 이 사람들이 왜 수술을 받았느냐고 하면 그것은 〈표11〉에서 다시 서술하듯이 겨드랑이 밑의 국소다한(局所多汗 ; 액와 다한(腋窩多汗) 때문이다.

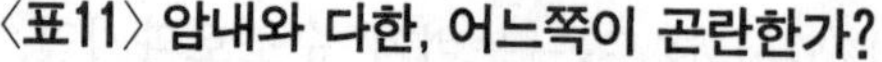

〈표11〉 암내와 다한, 어느쪽이 곤란한가?

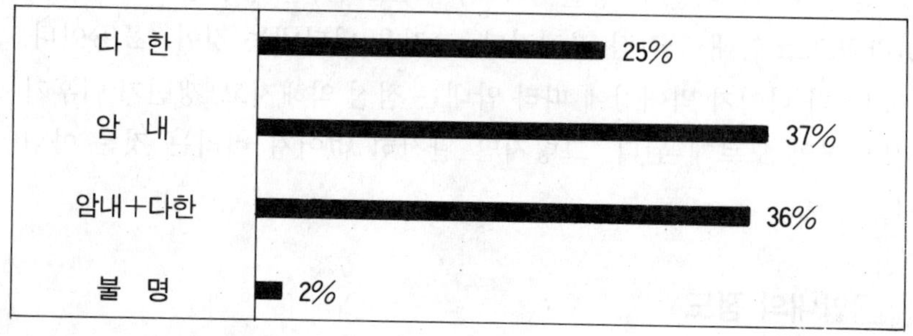

□액모와의 관계

암내 환자의 액모의 정도를 조사해 보면 다음과 같다.

많이 있다(7.8%), 어느쪽인가 하면 많다(40.6%), 보통(27.6%), 적다(3.7%), 모른다(2.6%)

전표와 비슷한 분포를 나타내고 있다. 그러나 암내에 있어서는 액모가 아직 자라지 않은 10세 전후의 소아라도 강하게 인정되는 경우가 있다.

[주] O 보고 모든 민족을 비교해 보면, 피부색 및 피부의 단단함과 암내와는 무관계하지만, 털의 많고 적음은 암내와 약간 관계가 있다.

① 털이 많은 구미인은 털이 적은 몽고인보다 냄새가 강하다.

② 구미 인종에 속한다고 생각되는 아이누인은 다모(多毛)로 암내의 냄새가 매우 강하다.

③ 몽고 인종에 속하는 한국인은 털도 비교적 적고, 암내도 적다.

④ 니그로는 강하게 냄새가 나지만 털은 적다.

또 다른 보고에서는 액모 발육의 정도와 액취의 강도와의 관계는 인정되지 않고, H 보고에 따르면 보통 아포크린선은 액모 등과 밀접한 관계가 있는 것이 대부분이지만 반드시 액모의 발생 부위에 아포크린선이 있다고는 할 수 없다고 한다.

□ 암내와 다한(액와 다한)

암내 환자가 얼마나 국소 다한으로 곤란을 겪고 있는지는 〈표1〉에 의해 알 수 있다. 따라서 암내와 국소 다한을 자칫 혼동하기 쉽다. 더구나 강한 국소 다한의 사람 중에는 '암내가 강하다'고 표현하고 있는 경우도 있다.

암내는 시판되고 있는 각종의 약제나 전기 분해로 경감할 수 있다. 그러나 다한은 좀체로 제거할 수 없기 때문에 다한을 고민하는 경우가 암내에 비해서 심각하다.

다한의 치료를 위해서 의사를 찾아와도 그다지 상담에 응해 주지 않는 것 같다. 왜냐하면 땀샘 중 땀을 내보내는 에크린선은 아포크린선보다 피부에 접한 얕은 곳에 있기 때문에 현재까지의 방법으로는 그 치료가 무리가 따르기 때문이다.

□ 양복을 선택할 때 곤란한가?

이상과 같이 암내의 대부분은 다한(액와 다한)을 수반하기 때문에 양복이 더러워져서 곤란하다고 호소해 오는 사람이 대부분이다.

〈표12〉에서도 알 수 있듯이 '곤란하다'고 하는 사람은 정상자인 비하면 훨씬 많으며, 다한에 의한 양복의 더러움이 환자에게 있어서 심각한 고민이 되고 있음을 알 수 있다.

특히 젊은 여성의 경우는 좋아하는 의복을 마음대로 입고 싶지만 다한 때문에 겨드랑이 밑이 젖어서 의복에 얼룩이 져 버린다. 그런가 하면 어떤 얼룩의 주위에는 노란색의 경계선이 생긴다.

그 때문에 어떤 사람은 화학섬유의 의복을 입거나, 또는 반대로

〈표12〉 양복을 선택할 때 곤란한가?

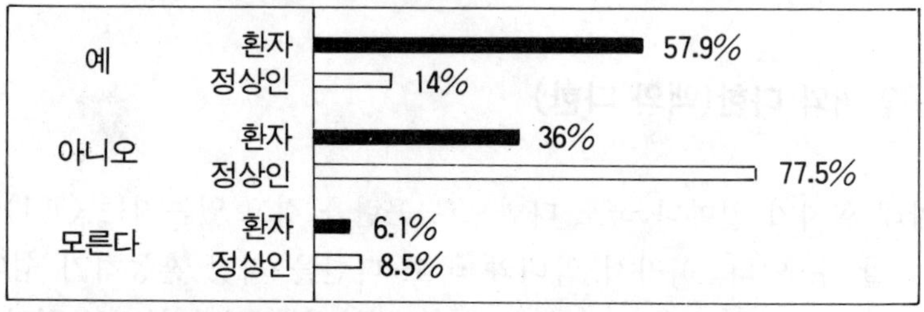

〈표13〉 암내와 월경과의 관계

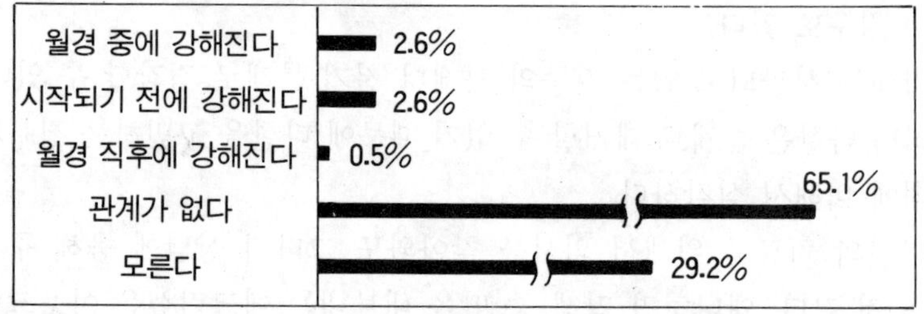

화학섬유는 물크러져 버리기 때문에 흡수성이 좋은 목면의 의복을 즐겨 입기도 한다.

어떤 젊은 세일즈맨의 고백에 따르면 겨드랑이 밑이 노랗게 된 와이셔츠를 손님에게 들키지 않기 위해 또는 겨드랑이 냄새가 밖으로 새지 않기 위해 더운 여름에도 양복을 착용하고 손님을 방문한다고 한다. 그러면 그 양복의 겨드랑이 밑 부분은 물크러지고 곧 부스러져서 세탁소에 보내는 것도 부끄럽고 양복의 수명도 짧아진다고 한다.

이와 같이 다한의 사람은 정상인은 이해할 수 없는 고민을 갖고 있으며, 끊임없이 겨드랑이 밑에 신경을 쓰기 때문에 더욱 정신적 발한을 초래하게 마련이다.

□암내와 월경과의 관계

암내와 월경이란 대부분의 경우, 관계가 없는 것 같다. 그 결과는

〈표13〉과 같다.

월경과 관계가 깊은 자궁의 내막은 배란기, 배란, 황체기, 월경이라고 하는 주기를 반복하고, 이 아포크린선도 호르몬과 깊은 관계가 있기 때문에 주기성이 있어도 좋은 듯이 보이지만 잘 조사하면 그다지 관계는 없다.

암내는 아포크린선의 땀만이 일어나는 것은 아니기 때문에 그다지 월경과는 관계가 없는 것 같다.

[주] 다른 보고에 따르면 월경과 암내의 관계를 인정한 것은 53건 중 6건에 불과하다. 그 중 5건은 월경 중에 증악하고 나머지 1건은 월경이 시작되기 직전에 강해졌다고 한다. 또 다른 보고에 따르면, 임상적으로 월경과 암내의 관계가 적다고 하는 것은 환자 자신이 양자의 관계에 주의를 기울이는 경우가 적기 때문이라고 한다.

□암내는 어떤 때 강해지는가?

암내는 여름 등 땀을 많이 흘렸을 때에 가장 강해진다. 이 점에 대해

〈표14〉 암내는 어떤 때, 강해진다고 생각하는가?

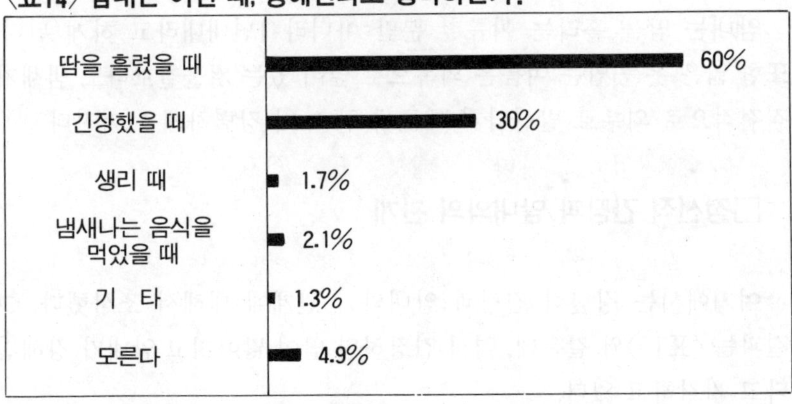

〈표15〉 암내는 정신적인 것과 관계가 있는가?

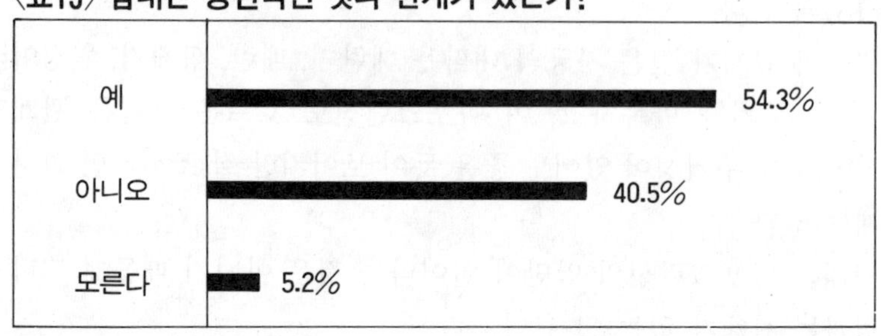

서는 제10장 '신체의 구조와 암내'의 항에서 서술하기로 하겠다.

암내라고 하는 것은 보통의 땀선인 에크린선과 냄새의 원인인 아포크린선이 함께 있는 특수한 장소이다. 그리고 이 에크린선과 아포크린선은 온도가 높지 않아도 정신적으로 긴장하면 땀이 많이 나온다고 하는 성질이 있다.

스포츠 시합에 출전하기 전이나 연극 무대에 오르기 전 등등 긴장했을 때, 겨드랑이 밑에서 식은땀을 흘렸던 경험은 누구나 있는 일이라고 생각한다.

이와 같이 정신적인 긴장으로 암내가 강해진다고 하는 사람이 〈표14〉에서 보듯이 의외로 많다. 그 밖의 원인은 특별히 주목해야 할 점은 없다.

암내는 땀을 흘리는 여름철 뿐만 아니라 1년내내라고 하게 된다. 또한 얇은 옷을 입는 여름은 의복으로 덮여 있는 겨울철보다도 냄새가 직접적으로 외부로 발산되기 때문에 한층 더 강렬하게 느껴진다.

□정신적 긴장과 암내와의 관계

여기에서는 정신적 긴장과 암내와의 관계에 대해서 조사했다. 그 결과는 〈표15〉와 같은데, 역시 긴장하면 땀이 많아지고 암내가 강해진다고 자각하고 있다.

암내 환자의 심리적인 면

때로는 암내가 좋다고 하는 사람이 있지만 그것은 극히 드문 경우이고, 대부분은 자신을 포함해서 주위 사람들을 괴롭히게 된다. 그 까닭에 환자는 고민하지만 심리적으로 과연 어떻게 고민하고 있는지 다음에 그 심리적인 면을 분석해 보았다.

환자의 대부분은 냄새에 대해서 필요 이상으로 신경질적이 되고 자기 스스로 행동 범위를 좁히기 쉽다. 그리고 그 영향으로 친자 관계를 비롯해서, 결혼 문제에까지 악영향을 미치고 마는 상태를 볼 수 있다. 이처럼 암내 환자의 고민은 그 당사자가 아니면 이해못할 만큼 심각하다.

암내는 땀과의 관계에 의해 강해진다. 겨드랑이 밑에 있는 땀샘과 아포크린선, 에크린선은 모두 정신적인 요소로 분비가 증가된다. 따라서 사소한 일에 신경쓰고 땀을 흘리면 암내가 강해진다고 하는 악순환이 형성된다.

〈표16〉 성격(정상인 200명, 암내 환자 300명을 대상)

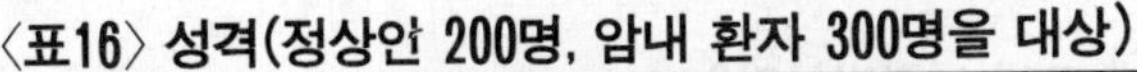

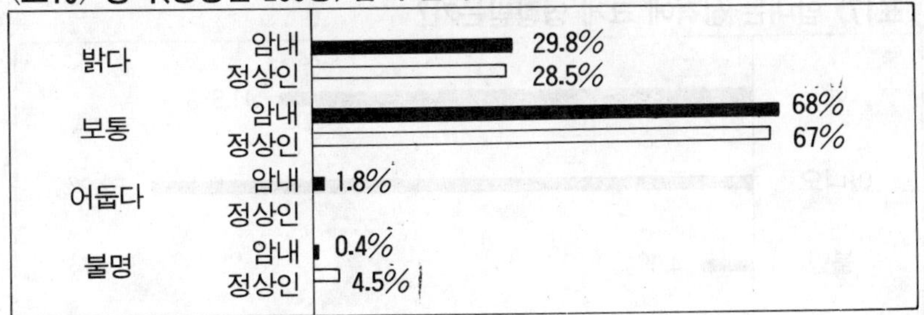

이와 같은 상태에 있는 사람은 자연히 체취에 신경쓰고, 신경쓰면 자율 신경의 상태도 흐트러져서, 한층더 겨드랑이 밑의 피지와 땀의 분비가 늘어나고 체취가 강해진다.

암내 환자의 심리적인 고민을 조금이나마 완화시키는 것을 목적으로 T교수와 공동 연구에 임해 암내의 심리적인 면을 조정했다. 조사에서는 정상인 200명과 암내 환자 300명을 대상으로 해서 비교 검토하는 방법으로 실시했다.

□성격

〈표16〉에 볼 수 있듯이 정상인과 암내 환자와는 거의 동률로 자신의 성격을 '밝다', '보통', '어둡다'라고 각각 판단하고 있다. 여기에서 가장 많은 것은 '보통'이고 다음이 '밝다', '어둡다'의 순이다. 그렇다면 이것만으로는 암내가 원인이 되어 성격이 내향적이 되거나 어두워지는 예(例)는 특별히 없는 듯하다.

□암내와 성격

암내 환자만을 대상으로 해서 〈표16〉을 다른 각도에서 다시 본 것이

〈표17〉 암내는 성격에 크게 영향받는가?

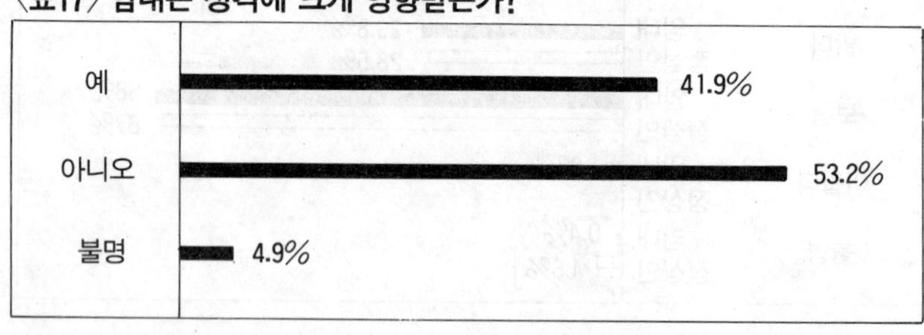

〈표17〉로, '암내라는 사실이 성격에 크게 영향을 준다는 것이다. '성격'이라고 해도 그 표현 방법에는 여러 가지가 있다. 〈표16〉에서는 자신의 성격을 '어둡다'라고 회답한 암내 환자가 소수였지만, 〈표17〉에서 보면 '암내가 성격에 크게 영향을 준다'고 하는 회답이 거의 반수에 이르고 있다. 이것이야말로 진실이라고 생각되며 그렇다면 암내는 심각한 것이다.

□인간 교제는 좋은 편인가?

'인간 교제는 좋은 편입니까'에 대해서 73.6%의 사람이 긍정적으로 대답했고, 이것은 정상인과 비교해도 큰 차이는 없다.(〈표18〉 참조)

그러나 암내의 정도가 강한 어떤 환자는 '타인에게 눈치채이지 않도록 주의하는 것이 매우 괴로왔다'고 술회하였다.

또한 어떤 사람은 '친구 교제를 자유롭게 하고 싶지만 암내가 마음에 걸려 소극적이 되고 있다'라고 하였다.

또한 친구와 함께 여행 갈 계획을 세워도 여행지에서 목욕 등 땀을 씻을 시설이 있는지 없는지를 우선 확인하고 나서야 간다고 하는 사람도 있었다. 이 사람의 경우는 집에 있을 때는 약제로 암내의 경감에 노력하지만 여행을 나가게 되면 집만큼 자유롭지 못하기 때문에 불안

〈표18〉 교제는 좋은 편인가?(정상인 200명, 암내 환자 300명을 대상)

예	암내	73.6%
	정상인	78.5%
아니오	암내	23.6%
	정상인	18.7%
불명	암내	2.8%
	정상인	2.8%

<표19> 암내는 사람에게 꺼려진다고 생각하는가?

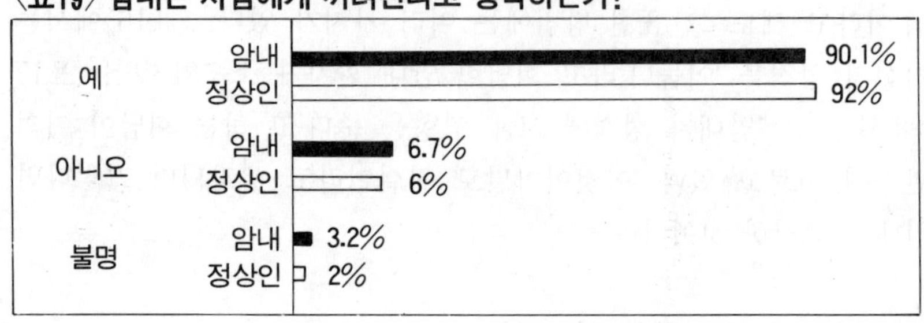

하다고 말하는 것이다.

이와 같이 암내 환자는 정상인들에게는 상상도 할 수 없는 마음 고생을 하고 있다. 그런 점에서 '인간 교제가 나쁜 편'이라고 하는 사람 이 정상인에 비해서 약 5% 많은 결과를 보이고 있다. 그저 그 차가 그다지 크지 않은 것을 오히려 다행스럽게 생각한다.

□암내는 사람들에게 꺼려진다고 생각하는가?

<표19>를 보면 사소한 차이지만 '꺼려진다'고 생각하는 사람이 정상 인보다도 적고, '꺼려지지 않는다'고 생각하는 사람이 정상인보다도 많다는 사실이 미묘한 뉘앙스를 준다.

어쨌든 암내의 냄새를 바람직하게 생각하지 않다는 정상인이건 암내 환자이건을 불문하고 매우 많다는 사실만은 확실하다.

□타인의 암내를 어떻게 생각하는가?

<표2>의 회답에서 '매우 싫다고 생각한다'와 '싫다고 생각한다'의 두 가지 항목의 퍼센트를 가산해 보면, 암내 환자의 경우는 74.6%,

정상인은 82.5%이다.

이것은 '싫다'고 생각하는 사람의 비율이 정상인의 비율쪽이 높게 나와 있다. 암내 환자의 경우는 동병상련으로 동정표가 들어 있는 것인지도 모르겠다. 그러나 암내 환자가 생각하고 있는 이상으로 정상인은 암내를 싫어하고 있음을 말하고 있다. 그것은 반대로 암내 환자쪽이 '싫다고 생각하지 않는다'라는 비율이 높은 사실로도 증명되고 있다.

□암내라는 것을 어떻게 생각하는가?

이것은 암내 환자만을 대상으로 한 질문이었다. 〈표21〉을 보고 알

〈표20〉 타인의 암내를 어떻게 생각하는가?
(정상인 200명, 암내 환자 300명을 대상)

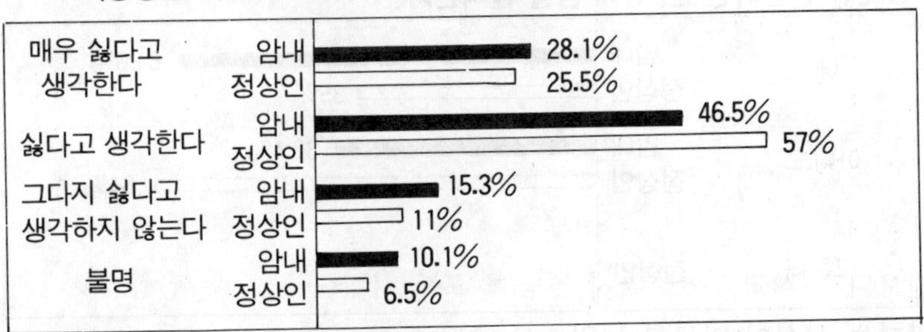

〈표21〉 암내라는 사실을 어떻게 생각하는가?
(암내 환자 300명을 대상)

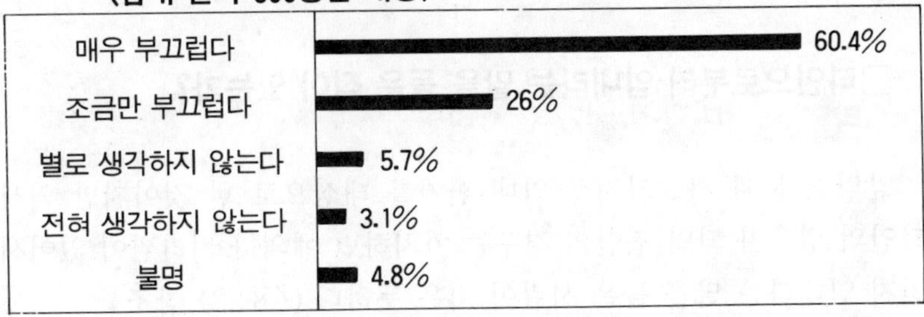

〈표22〉 타인으로부터 암내라고 들은 적이 있는가?

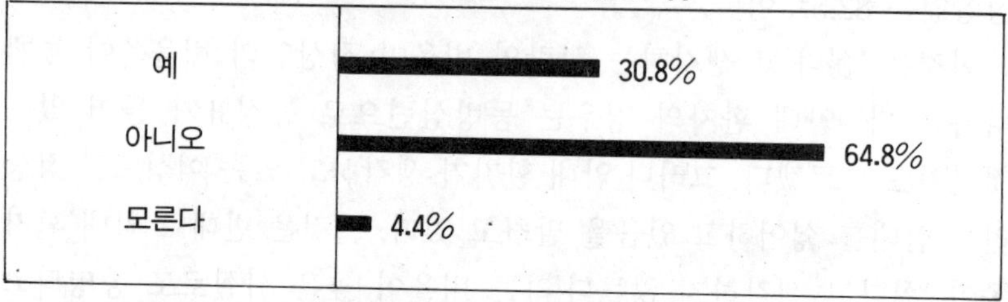

〈표23〉 암내라는 말을 들었을 때, 어떻게 하는가?

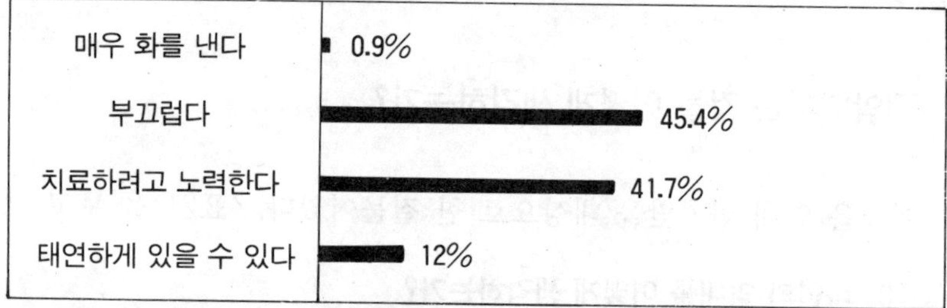

〈표24〉 긴장하면 손, 발에 땀을 흘리는가?

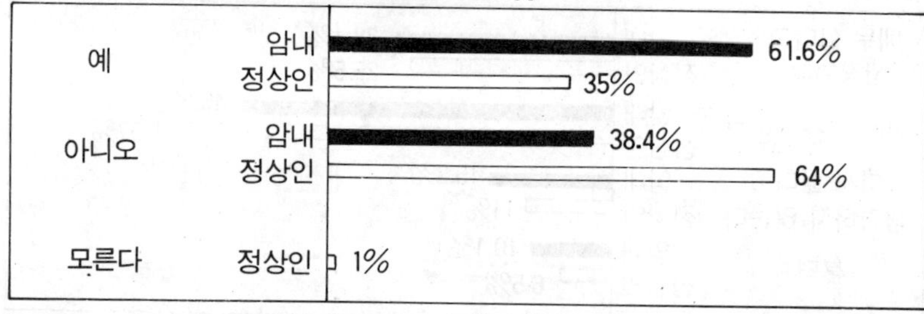

수 있듯이 '매우 부끄럽다'와 '조금만 부끄럽다'가 86.4%이고, '거의 신경쓰지 않는다'가 8.8%였다.

□타인으로부터 암내라는 말을 들은 적이 있는가?

앞의 질문과 마찬가지로 암내 환자를 대상으로 한 것이지만 역시 타인의 경우가 되면 집안의 경우는 차치하면 예의나 거리낌이 있어서 인지 암내라는 말을 들은 사람이 적은 듯하다.(〈표22〉 참조)

□암내라는 말을 들었을 때 어떻게 할까?

‘부끄럽다’, ‘치료하려고 노력한다’가 거의 동수였다. 그러나 ‘매우 화가 난다’고 하는 사람은 거의 없었다. 즉, 대부분의 사람이 마음속에 담아 버리는 것 같다.(〈표23〉 참조)

‘제9장 늘어나는 암내·노이로제’의 항에서 서술하겠지만, 암내 환자는 매우 자책감이 강하여 암내에 대해서 타인이 싫어하지 않을까라고 생각한다. 그리고 하루라도 빨리 치료하고 싶다고 바라고 있지만 그 치료법이 없었기 때문에 점점 더 내향적으로 성격이 변하기 쉽다.

□긴장하면 수족(手足;손발)에 땀을 흘릴까?

앞에 서술했듯이 암내 환자는 겨드랑이 밑과 마찬가지로 손이나 발에도 땀을 흘리기 쉽다. 이것은 겨드랑이 밑과   손, 발에 땀샘인 에크린선이 있기 때문인데, 이 땀샘은 정신적 긴장에 대해서 곧 반응하고 발한한다.

이 때문에 손바닥이 매우 젖기 때문에 데이트 할 때 연인과 손을 맞잡고 걸을 수도 없다.(〈표24〉 참조)

〈표25〉 실연당한 적이 있는가?(암내 환자 300명을 대상)

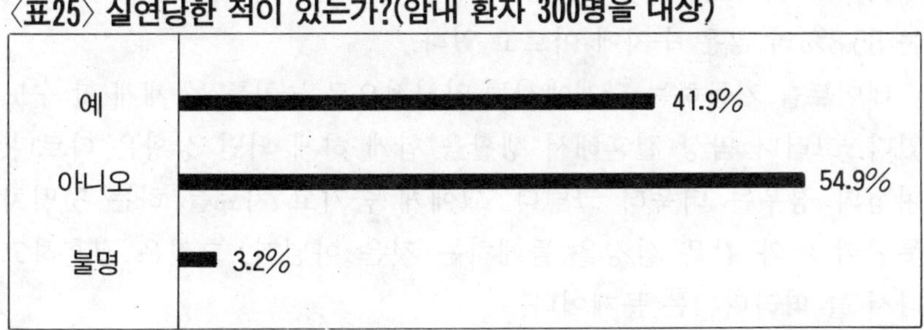

〈표26〉 실연은 암내와 관계 있는가?(암내 환자 300명을 대상)

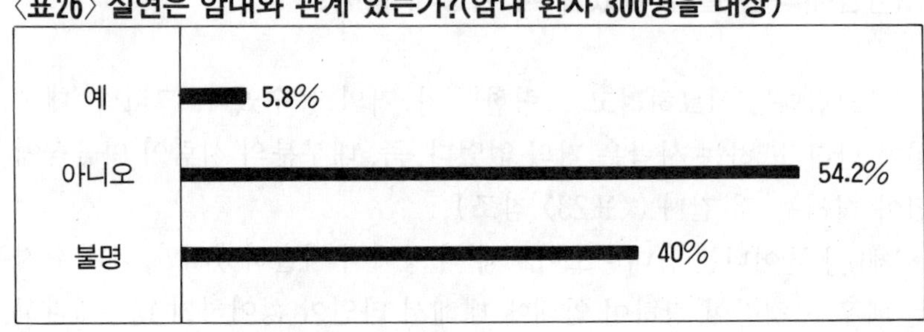

□실연당한 적이 있는가? 실연은 암내에 관계있는가?

암내 환자만을 대상으로 한 질문에서 암내의 영향도를 알고 싶기 때문에 실시한 것이다.

'실연당한 적이 있습니까?'에 대해서 실연을 당한 사람이 41.9%나 됐지만 '실연은 암내에 관계 있습니까?'에 대해서 관계 있다고 한 사람은 겨우 5.8%에 불과했다.(〈표25〉, 〈표26〉 참조)

□암내는 결혼에 지장을 초래하는가?

이 질문은 〈표27〉과 같지만 '지장을 초래한다'고 대답한 암내 환자는 55.8%의 많은 수치에 이르고 있다.

데이트를 거듭하는 단계에서는 일시적으로 눈치를 못 채게 할 수도 있다. 그러나 막상 결혼해서 생활을 함께 하게 되면 상황은 다르다. 여성의 경우는 더욱더 그렇다. 그에게 숨기고 치료를 하는 떳떳치 못함이 이와 같은 심경을 들게하는 것은 아닐까. 그것은 결혼하고 나서 늘 따라다니는 문제이다.

내가 수술을 해주었던 어떤 주부는, '남편은 암내에 대해서 평소에는

아무말도 안 하지만 침대에 들어가기 전에는 항상 '목욕하고 오라'
고 한마디한다. 이것이 몹시 괴롭다'라고 말하였다. 그러나 인간도
동물의 일종이므로 암내에 의해 보다 강렬하게 섹스어필을 느끼며
'없으면 쓸쓸하다'고 하는 주부도 있었다.

　또한 후각에는 익숙해짐의 현상이 있기 때문일까, '결혼에 지장을
초래하지 않는다'라고 대답한 암내 환자가 34.72% 있었다. 그러나
그 대부분이 남성이라는 사실을 덧붙여 둔다.

　한편 정상인의 대답은 전체적으로 암내 환자의 생각과 반대였다.
암내 환자에게 있어서는 기쁜 조사 결과가 된 것이다.

□암내가 원인으로 세상이 싫어진 적이 있는가?

　이 앙케이트 조사의 마지막 질문으로 〈표28〉에서 볼 수 있듯이 암내
때문에 염세적으로 되었다는 사람이 22.7%인 것에 놀랐다. 그러나

〈표27〉 암내는 결혼에 지장을 초래하는가?
(암내 환자 300명, 정상인 200명을 대상)

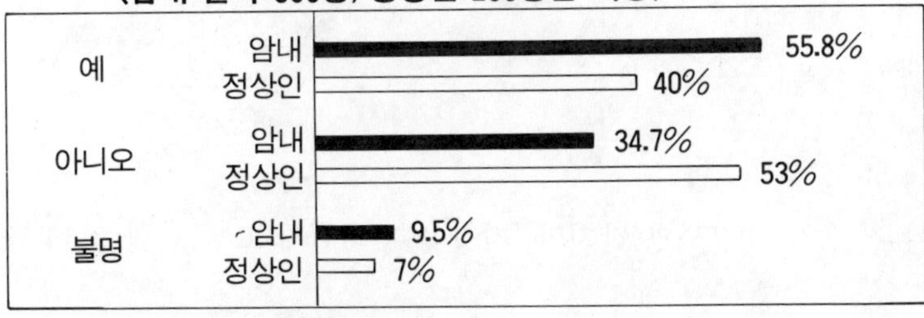

〈표28〉 암내 때문에 세상이 싫어진 적이 있는가?

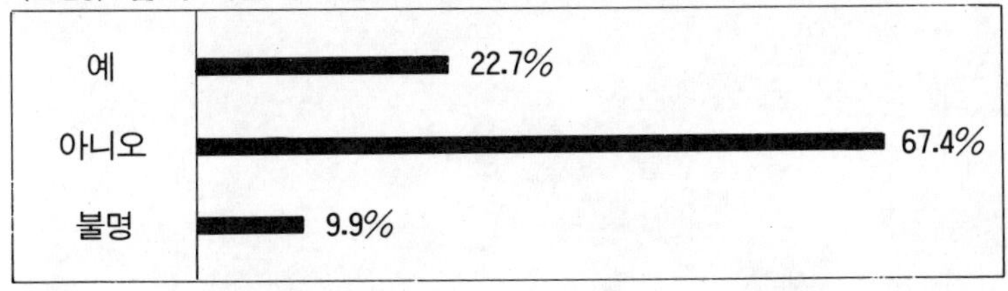

지금까지 서술해 온 신체상 및 심리상의 모든 원인을 생각하면 세상이 싫어질 정도까지 이르는 암내 환자의 마음을 이해할 수 있을 것 같다.

암내 환자들이 이 정도까지 심각한 고민을 품고 있음에도 불구하고 의료에서는 그 치료법의 연구에 소극적인 태도를 보이고 있다. 그러니 치료법이 없다고 하는 사실이 얼마나 암내 환자에게 정신적 중압감을 가해 온 것일까? 그 중에는 암내 노이로제까지 걸려 있는 사람도 있다.

저자는 이런 의료측의 태도에 의문을 품음과 동시에 스스로 한 사람의 의사로서도 반성하는 의미에서   암내 치료의 발전에 도전하겠다.

제 3 장

암내는 유전되는가?

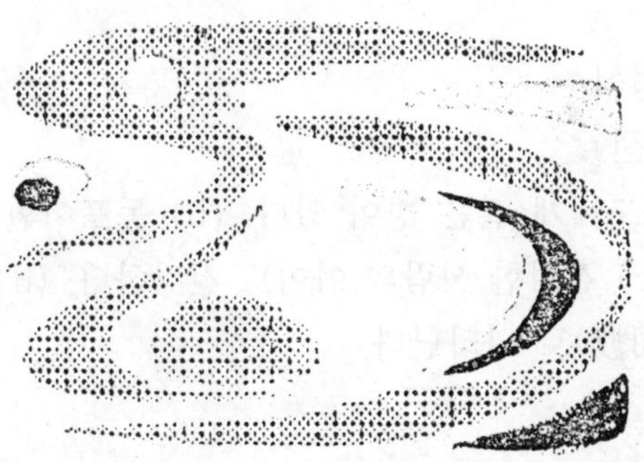

치료를 받은 많은 환자로부터 '암내는 어린이에게도 유전되는가' 라든가, 또는 '이 수술을 받으면 유전되지 않게 되는가' 등등의 질문을 받는다. 환자의 입장에서 보면 암내에 대한 고민은 자신만으로 이미 충분하다고 믿는 것이리라.

그러나 결론부터 말하자면 유감스럽게도 '암내는 유전되는' 경우가 많다.

이 장(章)에서는 암내는 어떤 형태로 유전되는지 서술해 보려고 한다.

아이는 부모를 닮기 마련인데, 이것은 부모의 형질이 아이에게 전달되기 때문으로 이것을 유전이라고 하며 그 기초는 멘델(1822~1884)에 의해 확립되었다.

이 유전 형식에는 우성 유전, 열성 유전, 반성 열성 유전, 기타가 있다.

[주] 유전 형식

(1) 우성 유전

(a) 한쪽 부모에게 같은 병이 있다. (b) 동포이환률(同胞罹患率)이 1:1이다. (c) 건강한 사람의 아이도 건강하다. (d) 성에 관계없이 남녀는 동수(同數)로 나타난다.

(2) 열성 유전

(a) 대부분의 경우는 양친 모두 정상. (b) 동포이환률은 3:1. (c) 가족내에 동증(同症)의 사람이 적다. (d) 혈족 결혼의 아이에게 비교적 많이 나타난다. (e) 성에 관계가 없다.

(3) 반성열성 유전

성에 의해서 유전자가 전달되는 것으로 색맹, 혈우병 등에서 볼 수 있다.

(a) 남자에게 많고 여자에게 적다. (b) 남자 환자의 남아는 일반적으로 정상이다. (c) 남자 환자의 여아도 일반적으로 정상이지만 그 남아(손자·아들), 또는 여아(손녀·딸의 아이)에게 이상이 가끔 나타난다. (d) 남자 환자의 양친은 대부분의 경우 정상이다. 따라서 세대에서 세대로 연속하는 경우는 적다.

부모의 인과가

우선 환자 자신은 암내의 유전에 대해서 어떻게 생각하고 있을까? 이 질문에 대해서는 약 80%의 사람이 '유전된다'고 대답하고, 13%의 사람이 '유전되지 않는다', 그리고 7.2%의 사람이 '모른다'고 각각 대답하였다.

의학 전문가가 아닌 환자이지만 사실은 어느 대답이나 정답이라고 말할 수 있을 것이다. 그 이유는 현재까지 의학계에 있어서 암내는 우성 유전으로 '멘델의 법칙'에 따른다고 전해져 왔다. 만일 완전 우성 유전이라고 한다면 아이가 암내라면 그 부모도 역시 암내가 아니면 안 될 것이다.

그러나 우리들이 조사 연구한 결과, 약 80%가 멘델의 법칙에 따르고 있지만, 나머지는 부모나 형제에게 암내가 없어도 암내에 걸려 있음을 알 수 있었다.

이것은 완전 우성 유전이 아님을 의미한다.

더구나 멘델의 법칙에 따르면, 편친(片親)이 암내인 경우는 아이의 약 반수(50%)에게 나타나고, 양친 모두 암내인 경우는 그 아이의 약 80%에게 나타난다. 같은 부모에게서 태어난 형제라도 암내로 고민하는 사람과 암내를 전혀 모르고 사는 사람으로 나뉘는 불공평이 생기는 것이다.

이 환자의 앙케이트 결과가 거의 정확하다고 말한 것은 이와 같이 우성 유전의 법칙에 반드시 따르고 있다고는 말할 수 없기 때문이다.

한편 환자의 앙케이트 조사를 계속해서 소개하면 다음과 같다.

'암내의 유전을 의식하고 부모를 원망한 적이 있느냐, 없느냐'의

〈표29〉 암내는 유전한다고 생각하는가?

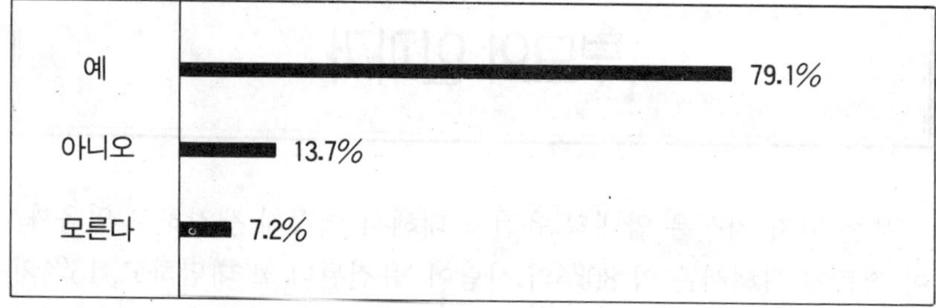

〈표30〉 암내 때문에 부모를 원망한 적이 있는가?

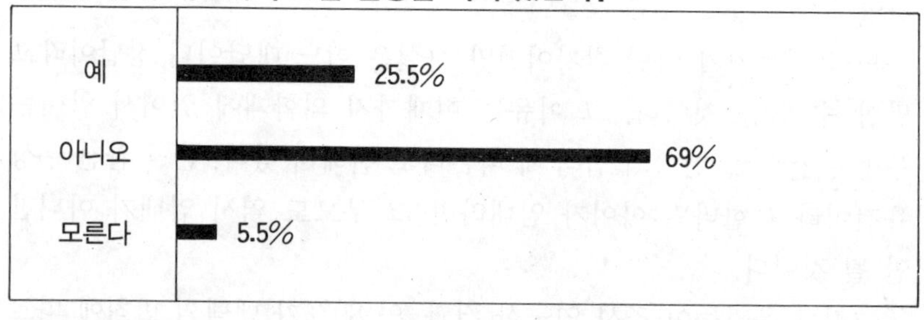

질문에 대해서 약 4명에 1명의 사람이 부모를 원망하고 있는 것 같다.〈표30〉참조)

여기에서 흥미로운 점은 부친에게 암내가 있다고 대답한 사람의 41%가 부친을 원망하고, 모친에게 있는 경우는 30%가 모친을 원망하고 있다는 것이다. 유전에 있어서 부친과 모친은 같은 조건 아래에

있음에도 불구하고 부친에 대해서는 엄격한 반응을 보이는데 반해 모친에 대해서는 동정적임을 말해주고 있다. 이것은 어머니가 아버지보다 자식의 유대가 더 강한 심리적인 결합에서 오는 것이리라.

여담이지만 후의 암내·노이로제 조사 때에 어떤 환자(남성)는 다음과 같이 말하고 있었다.

'유전을 걱정하고 자폐적으로 되어 대인 관계나 직장 관계가 잘 되지 않기 때문에 몹시 번민하여 부모 앞에서 할복 자살할까도 생각했다.'

또한 한 여성은 이렇게 말하기도 했다.

'나는 암내 때문에 결혼도 포기하고 독신을 고집해 왔다. 그런데 같은 암내인 모친은 증상이 가벼운 탓인지, 어느 곳이나 자유롭게 외출한다. 그 뒷 모습을 볼 때마다 유전이라는 사실이 화가 나서 견딜 수 없다.'

그러나 이 두 사람 모두 나의 수술에 의해서 암내의 고민으로부터 해방되었고, 지금은 모든 일이 잘 풀리고 있다.

귀지와 암내

귀지가 말라 있는 건성 귀지(DRY), 또는 귀지가 부드럽게 젖어 있는 연성 귀지(WET)는 둘다 유전이다. 이것은 '상염색체성 우성 유전'으로 귀지가 부드러운 사람은 일생 변하지 않기 때문에 법의학 부문에서도 친자 감별에 흔히 이용되고 있다.

이 귀지와 암내는 깊은 관계가 있다. 귀지의 상태를 조사함으로써 암내가 어떻게 유전되는지를 알 수 있다.

[주] 한국인과 아이누인과의 혼혈은 귀지가 부드러운 것이 50% 출현하고 이 형질은 유전이다. M 보고에 따르면, 부모에게 연성 귀지가 있을 경우는 그 대부분인 가계(家系)에 있어서 아이의 일부가 연성으로, 연성 귀지는 아이 총수의 59.15%를 차치하고 있다.(편친이 WET 인 경우는 52.23%, 양친이 WET인 경우는 83.32%를 차지하고 있다) 또 양친 모두 연성 귀지일 경우는 아이에게 연성 귀지는 발견되지 않는다.

모든 보고들을 통틀어 정리하면 귀지는 멘델의 법칙에 따라서 단순히 유전하며 연성 귀지가 우성임을 인정하고 있다.

여기에서 귀지가 암내와 어떻게 관계가 있느냐 라고 하면 암내 환자의 귀지는 대부분이 연성 귀지이다. 그렇다고 귀지가 부드러운 사람이 모두 암내일 것이라고 할 수 없다.

또한 귀지가 부드럽고 젖어 있는 것은 어린 시절부터 평생 변하지 않는 것이지만 암내는 사춘기 이후에 나타난다.

이와 같이 양자에는 다소의 차이는 있어도 멘델의 법칙에 따르고

〈표31〉 가족이환률(400건 중)

	가 족	%		남 성				여 성			
				①	②	③	계	①	②	③	계
부 계	124	31	부 계	12		1	13	78	16	17	111
모 계	108	27	모 계	10		2	12	57	15	24	96
부 모⊕	16	4	부 모⊕	1			1	11	1	3	15
부 모⊖	41	10.25	부 모⊖	11			11	29	1		30
가 족 이환률	(289)	(72.25)	가 족 이환률	(34)		(3)	(37)	(175)	(33)	(44)	(252)
산발례	외동자 48	12	산발례	외동자		5	5			43	43
	63	15.75		7			7	44	12		56
	400	100	계	41		8	49	219	45	87	351

있다. 그러나 귀지와 암내의 관계에 대해서는 아직 미해결의 문제를 포함하고 있기 때문에 저자는 피부 유전학의 권위자인 N 박사와 함께 공동 연구를 진행해 왔다.

그 연구란 연성 귀지와 암내는 과연 동일 염색체의 변화인지 어떤지, 혹은 귀지가 부드러운 것과 암내와는 다른 염색체의 변화에 의한 것인지 라고 하는 것이었다.

이상을 남녀의 성별로 나누고 또 암내는 사춘기 이후에도 나타나기 때문에 미성년자를 포함한 가족 〈표31〉 ②는 제외하고 또 독자 ③도 제외하고 만든 통계가 〈표31〉 ①이다.

이와 같이 하면 연령적인 보정(補正)의 필요도 없이 통계를 검토하는데 편리해지기 때문이다. 다음에 어느 정도의 비율로 아이에게 암내가 나타나는지를 검토해 보았는데, 대개 멘델의 법칙에 따르고 있음을 알 수 있었다.(〈표32〉 a, b 참조)

이상과 같이 편친(片親)에게 암내가 있는 경우에 아이에게 나타나

〈표32〉a 편친 · 양친이 액취 중인 경우의 유전 관계(400건 중)

	가족수	자녀수		액 취 증		비액취증		X^2	d·f	P
				수	%	수	%			
양친이 액취증	12	43	관찰수	35	81.39	8	18.61	0.616	1	0.50>P>0.30
			기대치	32.81		10.19				
편친이 액취증	157	557	관찰수	307	55.11	250	44.88	3.235	1	0.10>P>0.05
			기대치	285.78		271.22				

b)

편친에게 암내가 있는 경우	55.11%
양친에게 암내가 있는 경우	81.39%

는 출현률은 55.11%이고 편친의 경우는 기대치(멘델의 법칙에 의해 출현된다고 생각되는 수치)의 2분의 1에 가깝고 또한 양친에게 있는 경우는 4분의 3의 기대치에 가깝게 81.39%가 되고 있음을 알 수 있었다. 유전성 암내는 거의 우성 유전의 형식을 취해서 일단 멘델의 법칙에 따르고 있었다.

귀지의 경우는 완전 우성 유전이기 때문에 건성 귀지(DRY)의 양친에게서 연성 귀지(WET)의 아이는 태어나지 않는다.

그러나 암내에서는 정상인끼리의 부모로부터도 암내의 아이가 나타난다. 이것은 우리들의 조사를 비롯해서 다른 연구자의 결과에 있어서도 증명되었는데, 그 이유를 살펴 보면 다음과 같다.

[주] ① 뛰어 넘기에 의한 우성 유전=침투율이 낮고 암내의 돌연변이 유전자를 가지면서 발전하지 않는 것을 편친이 갖고 있어 그것이

아이에게 발증한 경우.

② 돌연변이에 의한 것＝암내가 도태되어 있기 때문에 돌연변이율이 비교적 높은 것일지도 모른다.

③ 이것이 다음 세대로 이행되지 않는다고 하면 표형모사라고 할지, 증후성이라고 할지, 비유전성의 암내가 존재하는 경우도 생각할 수 있다.

④ 열성 유전에 의한 암내의 가능성＝겨드랑이 밑은 국소의 재조건이 덧붙어서 어떤 사람의 경우는 발전하기 어려워져서 이와 같은 양친 사이에서 태어난 아이에게 발전하는 경우도 생각할 수 있다.

또는 다른 유전자 자리에 둔 열성형의 암내도 생각할 수 있다.

⑤ 양친이 고령화해서 연령적으로 이미 암내가 감약, 소실하고 있는 경우도 있다. 이런 제요소가 단독이 아니고 복합적으로 가해져서 우성 유전의 형과 다른 암내가 출현한다고 생각된다. 그러나 그것이 비교적 높은 비율로 나타나고 있다고 하는 것은, ⑤의 가능성보다 오히려 ③의 가능성 쪽이 크게 문제거리가 되어야 할 것이다.

이상을 정리하면 암내는 평균적으로 72.25% 가족내에 이환(羅患)하지만 약 27.25%에는 부모에게 없어도 아이에게 출현하게 된다.

그리고 편친, 또는 양친에게 암내가 있는 경우는 일단 우성 유전으로 멘델의 법칙에 따르게 된다. 그러나 양친에게 암내가 없는 경우도 드물게 자식에게 암내가 있는 예가 있다는 것도 분명해졌다.

요컨대 암내는 우성 유전성인 것과 다른 것 등 두 가지가 있다고 생각할 수 있다.

암내가 유전하느냐 유전하지 않느냐 라고 하는 고민도 사실 지금까지 치료법이 확립되어 있지 않기 때문이다. 충수염(맹장염)에 걸려서 심각하게 고민하는 사람은 지금은 없다. 그것은 수술에 의해 지극히 간단히 안전하게 그리고 완전히 치료할 수 있기 때문이다. 암내에 있어서도 마찬가지이다.

저자가 발견한 수술법이 널리 보급되면 암내 환자들은 미용적으로도 뛰어난 방법으로 암내를 치료할 수 있게 된다.

여름방학 등 학교가 쉬게 되면 모친에게 끌려서 국민학생이나 중학생 수술 희망자가 내원한다. 당연히 부모는 자신의 고민을 아이에게 만큼은 시키고 싶지 않기 때문이다. 그리고 '내 어린 시절에 이런 수술법이 있었다면……'하여 진지하게 말하기도 한다.

제 4 장

액와 다한과 암내

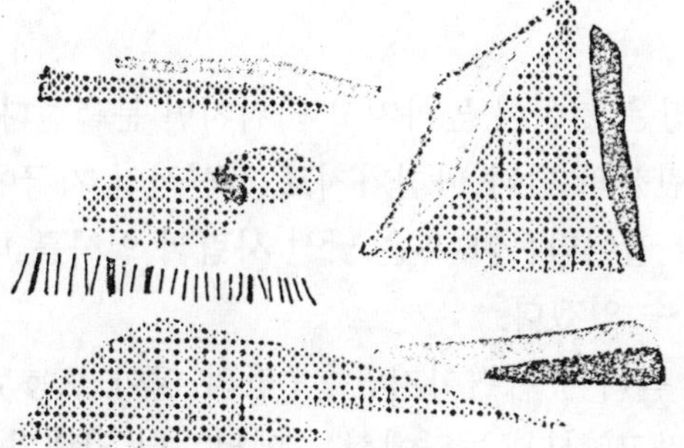

액와 다한과 암내

암내 환자는 그 냄새에만 고통스러워 할거라고 생각되기 쉽다. 치료의 입장에 있는 의사조차도 가끔 그와 같이 오해하고 있는 경우가 적지 않다. 그러나 이것은 엄청난 착각이다.

확실히 냄새에 대한 고민도 크지만 그것과 같은 정도로 환자는 의복을 더럽히는 액와 다한에 시달리고 있다. 즉, 겨드랑이 밑에서 흘리는 다량의 땀이 문제이다. 이 점을 언급하지 않고 암내 치료는 있을 수 없다. 겨드랑이 밑의 부분, 즉 액와부는 에크린선과 아포크린선이라고 하는 두 종류의 땀샘으로 온몸에서 가장 많이 땀이 나는 특수한 장소이다.

에크린선의 땀은 기온이 높아지고 더워지면 분출한다. 또한 이 에크린선은 아포크린선의 땀과 마찬가지로 정신적인 자극에 의해 분출한다. 중요한 시합 전이라든가 혹은 낯선 사람과 인사를 나눌 때 등등의 경우를 생각할 수 있겠다.

누구나 땀을 흘리기 마련이지만 그 땀의 양이 보통보다 심한 것을 액와 다한증이라고 한다. 동양에서는 옛날부터 암내와 구별지었지만 암내 체질자가 많은 구미에서 암내는 액와 다한증 속에 포함되어 있다.

[주] 따라서 서구에서는 이한증(異汗症 ,Osmidrosis)과, 취한증(臭汗症,Bromidrosis)에 관한 문헌은 거의 볼 수 없다. 이한증이란 악취성의 땀을 분비하는 것을 말하면, 취한증이란 땀의 분비액에 분해해서 악취를 발하는 것을 말한다. 그러나 양자는 거의 구별되고 있지

않은 것 같다. 셀레이에 따르면 아포크린 땀 그 자체는 무취로 분비된 후에 세균 감염을 받아서 이취를 발하는 것이라고 했는데, 이 설(說)에 기울고 있는 듯하다.

따라서 현재 액취증(암내)은 이한증(Osmidrosis)이라고 일반적으로 일컫지만 본래는 취한증(Bromidrosis)이라고 하는 쪽이 정확하다고 생각된다.

암내는 그 대부분이 연성 귀지이다. 또한 일반적으로 액와 다한을 수반하고 있다. 한편 연성 귀지로 액취가 없음에도 불구하고 액와 다한만을 호소하는 사람도 많다. 그렇게 되면 암내 환자가 동시에 액와 다한증 환자인지 분명치 않다.

또한 액와 다한증이란 어느 정도의 땀을 흘리는 사람을 말하는 것일까? 땀의 양도 또한 '냄새'와 마찬가지로 주관에 따라 차이가 나타난다.

그래서 나는 암내와 귀지의 관련성으로부터 액와 다한증에 대해서도 조사를 했는데, 액와 다한증과 액취의 호소로 수술을 실시한 환자에 대해서 귀지가 말라 있는지 부드럽고 젖어 있는지에 대해서 질문을 했다.

그 결과 건성 귀지는 35명(7.5%)으로 매우 적었다. 이것은 액취는 없고 액와 다한증만으로 고민하는 사람은 그다지 많지 않음을 의미하는 것이다. 즉, 암내 환자의 귀지는 대부분 부드럽고 젖어 있기 때문이다.

다음으로는 건성 귀지의 사람과 연성 귀지의 사람의 액취 정도를 조사해 보았다.

그 결과도 역시 건성 귀지의 사람에게는 제3자의 입장에서 보아 액취는 거의 인정할 수 없다고 보여졌다. 또한 연성 귀지의 사람 중에서도 약 12%는 액취는 거의 없고 그저 액와 다한만의 고민으로 수술을 받고 있었다. 이 사람들의 경우는 본래 연성 귀지로 암내 체질자이기 때문에 호르몬이나 발한 상태에 따라서는 액취가 증가하는 경우를 생각할 수 있다.

이상의 사실로부터 귀지가 말라 있고 액와 다한이 있는 것을 진짜 액와 다한증(眞性)이라 하고, 연성 귀지이면서 액취가 없고 더구나 액와 다한일 경우에 광의의 액취증, (암내 체질자) 또는 가성의 액와 다한증이라고 할 수 있다.

이것을 액와 다한증을 중심으로 해서 〈표〉로 하면 아래와 같이 된다.

액와 다한 ┌ 건성 귀지의 사람 — 액와 다한증(진성)
└ 연성 귀지의 사람 ⟨ 액와 다한증(가성)(암내 체질자)
액와 다한 + 액취 = 암내(진성)

게다가 '제10장 신체의 구조와 암내'의 항에서 서술하지만 진성의 액와 다한증의 땀과 암내 체질자의 땀에서는 같은 성질의 땀이라도 다르다.

진성 액와 다한증의 땀은 에크린선에서 나오는 보통의 땀으로 냄새는 없지만 그 양이 많기 때문에, 의복에 얼룩이 생겨서 손상이 심하다. 그러나 암내 환자의 땀은 그 이상으로 성가신 것이다. 에크린선의 땀은 물론 아로크린선으로부터도 땀이 나온다. 이 땀에는 리포푸스틴 등의 색소가 포함되어 있어, 의복에 황갈색의 얼룩을 만드는 것이다. 이 외에 이상한 냄새를 수반하기 때문에 더욱 처치가 곤란하다.

그러나 액와 다한증은 에크린선과 아포크린선 중 어느 분비물에 의한 것인지 학자 사이에서 논란이 있었다. 다음의 '손바닥의 다한증과 암내' 참조. 그러나 결론적으로 아포크린 땀이라고는 도저히 생각할 수 없다. 왜냐하면 아포크린선의 분비물은 아교상의 에크린 땀으로 엷어져서 증발하기 쉬워지면 암내의 냄새가 강해지기 때문이다.

또한 '제12장 암내는 왜 일어나는가'의 항에서 서술하듯이 암내는 피부에 분비된 아포크린 땀이 그곳에 있는 지방분이나 에크린 땀과

섞이고 여기에 세균이 더해져서 분해되어 액취가 된다.

　에크린 땀은 증발할 때에 아포크린 땀의 유취 물질을 확산해서 액취 발생의 보조적 역할을 하고 있다고 생각된다. 이 때문에 기온이 상승해서 에크린 땀의 발한 작용이 현저해지는 여름철에 액취는 강해지고 반대로 기온이 낮은 겨울철에는 약해진다. 요컨대 암내는 에크린선의 발한에 좌우되는 경우가 많다.

　[주] 액취증의 에크린선과 아포크린선의 비율을 검토하면, 아포크린선에 비해 에크린선이 상대적으로 적다고 보고되어 있다. 그러나 진성의 액와 다한증은 아포크린선의 분비물이 적어 에크린선으로부터 분명히 발한다고 한다.

　액와 다한증에 있어서 액모부를 저자가 개발한 소제술을 써도 액모 외의 주위에 확실히 에크린 땀의 발한이 있다. 또한 전기 응고법 등을 써도 다한이 제거되지 않는 사실로 보아 액와 다한증은 에크린 땀임에 틀림없다고 믿어 진다.

　그러므로 암내 액와 다한의 원인의 주범은 에크린선으로 이것에 아포크린선의 분비물이 더해져서 더욱 다한이 되는 것 같다.

　따라서 이 아포크린선의 분비물이 정상인의 것보다 많은 것이 암내이고, 아포크린선의 비율이 적은 것이 가성의 액와 다한증(광의의 액취증) 혹은 암내 체질이라고 결론지을 수 있겠다.

손바닥의 다한증과 암내

손바닥이나 발바닥에 땀이 나서 곤란한 증상을 '손바닥(발바닥) 다한증'이라고 한다. 어떤 사람으로부터 저자는 한 통의 편지를 받았다.

'나는 16세의 여자이다. 남보다 갑절이나 땀을 흘려서 고생을 하는데, 늘 손바닥이나 발바닥, 겨드랑이 밑에서 굉장히 많은 땀이 나오곤 한다. 손바닥 등은 여름이 되면 땀띠가 생겨서 손가락이 부어오르고 붉어져서 기분이 나빠진다. 학교에 타올지의 손수건을 3, 4장 가지고 가지만 친구들이 '손수건을 빨았니?'라고 할 정도로 흠뻑 젖어 버린다. 바느질을 하면 실이 땀으로 짖고, 버스의 손잡이를 쥐면 손이 미끄러져 버린다. 정말 싫은 것은 포크 댄스를 출 때 파트너에게 미안한 것이다. 고민을 해도 더 심하게 땀이 나서 울고 싶어진다.'

이 편지에서 보듯이 손바닥 다한증도 역시 성가신 것이다. 이 사람들은 손수건을 한시라도 손에서 놓을 수 없다. 그렇지 않으면 손으로 잡는 것 모두가 흠뻑 젖어 버리기 때문이다. 특히 학생들은 시험을 칠 때 매우 고생을 하는 것 같다. 왜냐하면 답안 용지가 끈적끈적 젖어 버리기 때문이다. 시험장에서는 평소보다 정신적으로 초조해 지기 때문에 발한이 더욱 심해진다고 볼 수 있다.

이처럼 손바닥이나 발바닥은 겨드랑이 밑과 마찬가지로 정신적 다한을 초래하는 장소이다. 흔히 긴장했을 때 '손에 땀을 쥔다'고 하는 표현이 있는데, 옛날 사람들의 지혜를 드려다볼 수 있는 말이다. '손바닥 다한증'은 외부의 기온과는 전혀 관계가 없고 기온이 높은 여름철에 흘리는 양보다 많은 땀을 흘린다.

이런 손바닥과 발바닥의 다한, 즉 '손바닥 다한증'도 역시 체질에 의한 것인데, 약 300명에 1사람의 비율로 비교적 드물다.

손바닥 다한증인 사람은 대부분이 신경질적이며 일단 다한의 증상이 나타나면 차츰 악화되는 경향이 있다. 이것은 몇 번이나 땀을 흘리는 사이에 땀샘이 단련되어 분비가 증대하는 것이라고 생각된다.

저자는 이런 손바닥 다한과 액와 다한증 및 암내와의 관계를 일일이 조사해 보았다. (〈표33〉 참조)

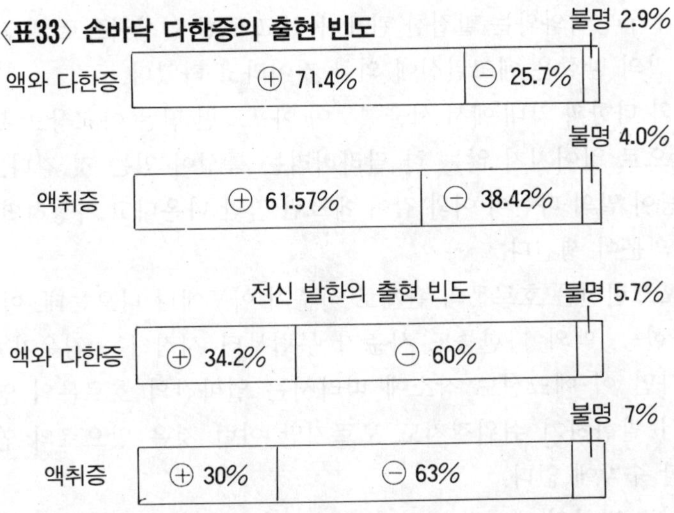

액와 다한증과 암내 환자에 대해서 '손바닥에 땀을 흘리기 쉬우냐 어떠냐?'를 앙케이트 조사한 결과, '손바닥이 젖어서 곤란하다'고 호소한 사람이 액와 다한증의 경우는 71.4%, 암내의 경우는 61.5%로 모두 높은 비율을 보였다.

다음에 '전신에 발한하기 쉬우냐?'라는 질문에 모두 30% 남짓한 사람이 발한하기 쉽다고 대답하였다. 역시 이 경우도 액와 다한증의 사람 쪽이 약간 높은 반응이었다.

이상으로 의해 액와 다한증과 손바닥 다한증은 서로 밀접한 관계가 있음을 이해할 수 있으리라고 생각한다.

한편 양자는 밀접한 관계가 있지만 해부학적으로는 손바닥에는 아포크린선은 없고 에크린선 뿐이며, 겨드랑이 밑은 에크린선과 아포크린선이 둘다 공존하고 있다.

그렇다면 겨드랑이 밑의 땀은 에크린선의 분비물과 아포크린선의 분비물 중 어느 쪽의 비중이 많은지 또는 둘다 있기 때문에 많은지 하는 의문이 생긴다.

손바닥과 액와와는 밀접한 관계가 있고 또한 임상적으로 봐도 겨드랑이 밑의 발한은 에크린선에 의한 것이라고 하였다.

'액와 다한과 암내'에서 서술했듯이 아포크린 땀은 아교상으로 에크린 땀으로 엷어지지 않는 한 말라버리는 특성이 있는 것 같다. 그럼 겨드랑이 밑의 다한이 이와 같이 에크린 땀만 나온다고 가정하면 여기에서 의문이 생긴다.

아포크린선은 호르몬의 관계로 사춘기 이후에나 나오는데, 이 손바닥 다한증, 액와 다한증도 사춘기 무렵부터 시작하는 경우가 많다. 그렇다면 이 에크선도 장소에 따라서는 얼마간의 호르몬의 영향을 받아서 발한하기 쉬워질지도 모르지만 이런 것은 앞으로의 연구에 기대할 수밖에 없다.

정신적 발한의 세계적 권위자인 쿠노야스이 박사에 따르면, 손바닥 다한은 다른 피부면의 발한과 다르다고 한다. 그 이유로서는

① 불감증설(不感症泄)은 평소에도 깨닫지 못하는 사이에 끊임없이 땀이 조금씩 배어 나오는 것이다. 이것은 물건을 쥘 때에 손이 미끄러지지 않도록 도움을 주는 것으로, 무거운 물건을 들어 올릴 때 흔히 손에 침을 뱉는 것이 이것과 같은 이유에서이다. 따라서 마찰에 의해 생긴 못이나 티눈 등의 비후한 표피의 부분에서는 이 분비가 없다.

② 이 발한은 고온에 의한 것이 아니라 정신적 긴장에 촉진되는 특색을 갖고 있다.

또한 액와, 손바닥, 발바닥이 어떻게 해서 발한하는지 또 그 자극은 대뇌의 어느 부분이 자주받고 반사해서 땀의 분비로 이어지는지 이점에 대해서 쿠노 박사는 다음과 같이 분석하고 있다.

발한 중추가 흥분하면 발한(분비)신경을 통해서 땀샘에 전달되고 땀샘의 근상피 세포가 수축되기 때문에 발한이 일어난다.

그럼 이 발한 중추는 무엇이 의해 흥분되느냐라고 하면 고온(高溫), 근육 운동, 정신적 감동 등에 의해서 발한 중추에 자극이 전달된다.

그러나 이 중추는 〈표〉와 같이 온열성의 것과 정신성의 것 두 종류가 있다. 또한 액와는 정신성·온열성의 두 가지 신경적 관계를 갖고 어느쪽의 자극에도 발한한다.

발한 기관
- 온열성 발한 중추(간뇌의 시구하부) – 분비 신경 – 일반 피부의 땀샘
  - 액와의 땀샘
- 정신성 발한 중추(대뇌 피질) – 분비 신경 – 액와의 땀샘
  - 손바닥과 발바닥의 땀샘

[주] 온열성 발한 중추는 뇌 사이의 시구(視毆) 하부에 있고 피부의 온갖 신경으로부터의 자극이 여기에 더해져서 그로 인해 흥분되는 사조(仕組)로 되어 있다. 이곳은 체온 조절 중추가 있는 장소로 이 발한 중추도 말하자면 체온 조절 중추의 일부이다.

정신성 발한 중추는 대뇌피질 중 운동 중추의 전부(前部), 또는 전두엽에 있고, 피질에 의한 정신 기능과 피부, 내장 등의 지각 신경으로부터의 자극 등에 의해 흥분되어 액와, 손(발) 바닥의 땀 분비가 시작된다. 이것은 모두 좌우 1쌍의 중추로 되어 있다.

이 중추는 성상(性狀)에 있어서 매우 다른 점이 있는데, 그것은 자극에 대한 반응이다. 온열 발한 중추는 보통 기온 때에는 그 반응

(홍분성)이 매우 저하되어 말하자면 휴면이라고도 할 만한 상태가 된다. 그래서 자극이 있어도 반응하지 않다가 온도가 높아지면 조금씩 그 반응이 증진하고 마침내는 자극에 응하게 된다. 온열 발한 중추는 이처럼 잠복기가 있고 점진적이다.

한편 정신성 발한 중추는 상온 때 이미 충분히 그 반응성을 갖고 있기 때문에 적당한 자극이 있기만 하면 재빨리 반응한다. 이 때문에 정신성 발한에는 잠복기가 없고 돌발적이다. 또한 이 정신성 발한 중추가 항상 반응성을 갖고 있는 점은 앞에서 설명한 불감증설 중에 손바닥과 발바닥에 부단한 땀샘의 분비가 있음을 확실하게 이해시켜 준다. 이것은 정신 기능에는 부단한 긴장이 있고 그것이 끊임없이 이 중추의 자극이 되고 있기 때문이라고 쿠노 박사는 서술하고 있다.

발한 시험(發汗 試驗)

발한을 검사할 피부에 요도팅크를 바르고 마르면 전분을 섞은 기름을 바른다. 발한이 나타나는 장소는 다른 곳보다 검은 반점을 볼 수 있다.

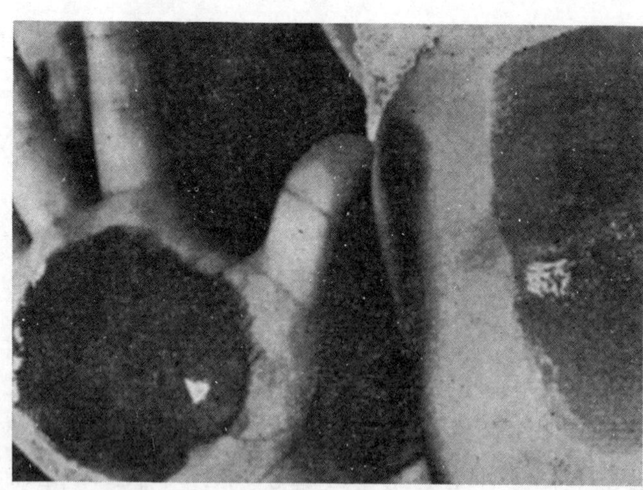

〈사진 1〉
**발한 시험
(카르다법)**
액와부보다
손바닥부 쪽이
발한이 현저한
사실을
알 수 있다.

제 5 장

아랫도리 암내와 그 밖의 체취(體臭)

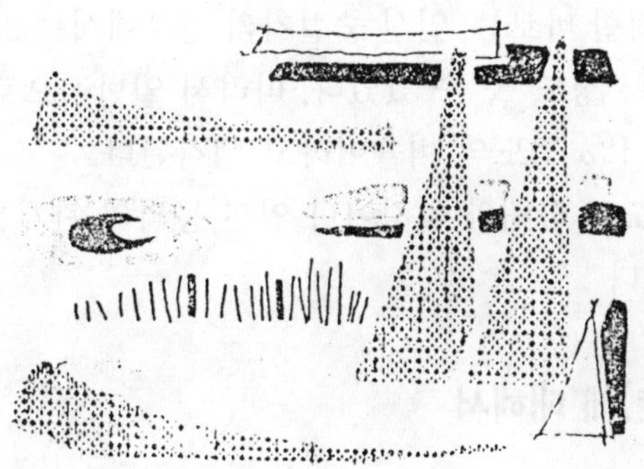

암내의 원인인 아포크린선은 겨드랑이 밑 외에 외음부에도 있다. 이 점에 대해서는 '제10장 신체의 구조와 암내'의 항에서 서술하기로 한다. 외음부에 냄새가 나는 경우를 옛날부터 '아랫도리 암내'라고 일컫고 있다.

이 아랫도리 암내로 고민하고 있는 사람도 적지 않다. 이 사람들은 해부학적인 지식도 없기 때문에 '나만 꼭 이런 냄새가 나는게 아닐까'라고 걱정하며 냄새 노이로제에 빠져 있는 경우가 많다. 그러나 그 냄새의 정도는 저자가 진찰한 바에 의하면 겨드랑이 밑의 암내보다 강렬하지는 않았다.

또한 아랫도리 암내를 숨기려고 몸을 내복으로 감싸는 사람이 많고, 그런 내복에 밴 대하의 냄새로 자신은 아랫도리 암내라고 믿고 있는 사람도 있다.

한편 아랫도리 암내 환자의 비율에 대한 자료는 없지만, 산부인과 의사이기도 한 저자가 정리한 임상 통계와 암내 수술 환자 앙케이트 결과로부터 추정한 바로는, 임신 중절자의 경우에서는 28% 정도, 암내 환자에게는 11% 정도 볼 수 있었다. 따라서 일반적으로 약 1000명에 1명의 비율, 즉 1% 정도의 비율이라고 생각된다.

다음은 아랫도리 암내와 월경이나 임신 등과의 관계를 조사한 결과를 정리한 것이다.

□ 빈도(頻度)에 대해서

인공 임신중절 때 외음부에 암내와 같은 냄새가 있는지 어떤지를 검사했다. 그 결과 855명중 약 80명(9.4%)은 액와부의 암내 환자였으며, 그 중 23명(29%)은 아랫도리 암내를 인식하고 있었다.

전체적으로는 2.7%의 사람이 아랫도리 암내였던 셈이 된다.

다음에 암내 환자에 대한 아랫도리 암내의 유무를 앙케이트 조사한 결과를 했는데, 232명 중 26명(11.2%)이 '있다'는 대답을 하였다.

암내 그 자체의 빈도는 앞에서 서술했듯이 일반적으로는 10%의 비율로 볼 수 있기 때문에, 아랫도리 암내의 경우에는 약 1.12%로 암내보다 비율이 훨씬 낮다는 사실을 알 수 있다.

바꿔 말하자면 아랫도리 암내는 1.1~2.7% 정도로 볼 수 있다고 추측된다. 임신에 대해서 심해지는 경우도 가정할 수 있기 때문에 평균적으로는 100명에 1명 정도의 비율로 볼 수 있다.

월경 · 임신 · 외음부와의 관계

□월경과의 관계

암내 환자에 대한 앙케이트 결과로 본 아랫도리 암내와 월경과의 관계에 대해서는, '관계 있다'가 7명(27%), '관계 없다'가 19명(73%)이었다.

앞에서 암내와 월경과의 관계를 소개했는데, 거기에서는 월경과 '관계 있다'가 14.2%였다. 이것은 외음부가 액와부보다 대하 등으로 쉽게 불결해지기 쉽기 때문인 것 같다.

□임신과의 관계

임신 중절자의 아랫도리 암내의 빈도는 2.7%로, 앙케이트 예의 1.1%에 비하면 배 이상으로 많다. 이것은 임신 그 자체 때문일지도 모른다. 실제로 임신 6개월 이후나 분만시에는 매우 강해서 병실에 들어가기만 해도 냄새가 코를 찌를 듯한데, 이것도 중절 후 또는 분만 후에는 감퇴한다.

이 때문에 임신은 아포크린선의 기능을 앙진(昻進)시키는 것 같다. 여기에 대해서는 '제10장 신체의 구조와 암내'의 항을 참조해 주기 바란다.

□암내와의 관계

암내가 강한 사람이 반드시 아랫도리 암내가 강하다고는 볼 수 없다. 아랫도리 암내는 암내의 많고 적음과는 관계없이 어디까지나 개인차에 의한 것이다.

□질(膣) 청정도(清淨度)와의 관계

질의 청정도란 질 분비물의 청결 정도를 말한다. 질 내에는 '데델라인 질한균'이라고는 유산균과 같은 세균이 있기 때문에 pH(산·알칼리度)가 산성으로 기울어 있다. 이 한균은 외부로부터의 세균이나 이물 등으로부터 질을 지켜주고, 대하는 유백색의 정상적인 색을 유지해서 싫은 냄새를 발산하지 않도록 한다.

가끔 생리시의 탐폰을 사용한 걸 깜빡 잊고 코를 찌르는 냄새에 스스로 놀라서 진찰하러 오는 사람이 있다. 그것은 탐폰이라는 이물로 인해 자정작용(自淨作用)이 상실되어 대장균 등의 세균이 번식해서 냄새가 나는 것이다. 그러나 이것은 암내의 냄새와는 전혀 다른 것이다.

이와 같이 대하의 좋고 나쁨과 아랫도리 암내와는 그다지 관계가 없다. 그 판별은 확실히 할 수 있지만 상당히 가까이서 맡아보지 않으면 쉽게 판별할 수 없는 정도의 것이 많다.

질의 청정도를 제1도부터 제3도까지 분류하지만 질의 청정도 pH에 의해 알 수 있기 때문에 저자는 수년 전에 특수한 pH 시험지(MR-BCG 시험지)에 의한 판정법을 확립했다.

아랫도리 암내 환자의 임신 중절 시에 실시한 검사 결과에서는 질 청정도 1도는 15건, 2도는 6건, 3도는 2건이었다. 그리고 질 청정도와 아랫도리 암내와의 관계는 특별히 인지할 수 없었다.

□외음부의 아포크린선

하복부에 있어서 측정한 결과로는, 92건(20~50세)의 부인의 외음부에 31건의 아포크린 땀샘이 있었음을 인지하고 있다.

□아랫도리 암내의 증례(症例)

'나의 경우 아랫쪽의 냄새가 심해진 것은 고교 시절부터이다. 대하가 심했기 때문에 부인과에서 치료를 받고, 단식 요법을 2번 정도 받았다. 그 단식요법 중에 조금도 냄새가 나지 않았다. 그리고 나서 7년 동안 채식을 계속하고 있지만 조금 무리를 하거나 음식을 바꾸거나 하면 곧 그 냄새가 난다. 지금은 신경쓰기에 지쳐 버렸다.'

'정형 의사와 상담한 결과 털이 자라있는 곳에 약을 바르라고 해서 어느 제약 회사의 약을 바른 결과 염증이 생겨 버렸다.'

암내나 다한증 등과 마찬가지로 아랫도리 암내의 환자도 위에서 예를 보여준 것처럼 고민하고 있다. 이런 상담 편지는 나에게 퍽 많이 오는 편이다.

그러나 아랫도리 암내는 타인에게 의식되는 경우 등은 거의 없다고 단언해도 좋다고 생각한다. 그 까닭에 그다지 신경쓰지 않고 국소의 청결을 유지함으로써 경감될 수 있다.

치료법에 대해서는 제13장과 제14장을 참조하기 바란다. 아랫도리 암내 이외의 음부 냄새, 이상의 '아랫도리 암내' 외에,

(1) 정상적인 분비물

(2) 월경혈

(3) 병적인 대하

로 인해 음부 냄새의 원인이 되는 경우가 있다. 이것은 조금 더 설명을 하도록 하겠다.

□정상적인 분비물에 의한 것

정상적인 분비물은 외음부에서의 땀, 피지 등의 분비물 외에 성기로 부터의 분비물(대하)이 섞여서 피부나 내복에 달라붙는 것이다.

이런 분비물의 양이나 성분은 기후·음식·연령·월경 주기·성생 활에 영향받는 것은 물론이지만 앞에서도 시술했듯이 정신적으로도 증가하기 때문에 싫은 냄새를 신경쓰면 쓸수록 늘어나기 마련이다.

이와 같은 분비물도 당장은 냄새가 나지 않는다. 외기와 접촉해서 시간이 흐르고 세균이 번식하면 병적인 대하가 아니더라도 냄새가 난다. 특히 음부에는 치석이라고 하는 분비물 등의 찌꺼기가 쌓여서 냄새의 원인이 되는 경우가 많기 때문에 잘 씻고 내복을 자주 갈아입 는 것이 중요하다.

□월경혈(月經血)에 의한 것

월경혈도 시간의 경과와 함께 변화를 일으켜서 다른 분비물과 섞여 냄새의 원인이 된다. 생리 때는 온몸의 분비물의 냄새가 강해지는 경향이 있기 때문에 평소보다 더 청결하게 해야 한다.

□병적인 대하에 의한 것

어떤 것의 원인으로 자궁, 질 내에 염증을 일으키고 대하가 많아져서 악취를 발하는 경우가 있다.

이와 같이 평상시의 대하와 성상이 다르고 노랗게 짙어져 냄새가 강해졌을 때는 혼자 고민하고 있거나 비전문적인 요법으로 악화되기 전에 의사와 상담하는 것이 중요하다.

그 밖의 체취에 대해서

몸에서 냄새를 발하는 증상으로 가장 많은 것이 액취(腋臭)이지만, 구취·비취증·그 외 온몸의 질환에 의한 것도 있다.

□구취(口臭)에 의한 체취

입 냄새는 체취로서, 그 사람을 개성지을 수 있다. 이가 썩거나 이똥이 쌓이거나 치석이 있으면, 그곳에 음식물 찌꺼기가 붙기 쉬워지고 그 찌꺼기가 부패 발효를 일으키는데 이것이 치조농루의 원인이 되는 경우가 있다. 즉 이와 잇몸 사이에 고름이 쌓여서 구취의 원인이 되는 것을 말한다.

충치 중에서 특히 간과하기 쉬운 것은 금속에 씌어 있는 이나, 충전하고 있는 이로, 관과 이 사이에 틈이 있거나 그 밑에 충치가 진행되고 있는 경우가 있기 때문에, 만일 의심이 생기면 그 즉시 치과에 가는 것이 현명하다.

충치도 치조농류도 없는데 이와 같은 구취가 날 때는 입안이 불결하기 때문으로 치석이 쌓여서 냄새의 원인이 된다. 자고 있을 때는 타액의 분비가 적어지고 특히 입을 벌리고 자는 버릇이 있는 사람은 특히 구취가 심해지는 경우가 있다.

이상과 같은 것들이 구취의 원인이 되기 때문에 입안 청소를 정성껏 하는 것이 중요하다. 아침 식사 전, 점심 식사 후, 취침 전의 1일 3회는 반드시 이를 닦아 잇몸의 마사지를 잊지 않는 것이 구취를 막는 비결이다.

□족취증(足臭症)·비취증(鼻臭症)에 의한 체취

발에 땀이 많고 양말 등을 부지런히 갈아신지 않으면 세균 감염이 일어나서 특유한 발냄새의 원인이 된다.

그리고 코에서 냄새가 나는 병으로 비취증이라고 하는 것이 있다. 정확하게는 악취성 위축성 비염이라든가, 오체너라고 한다. 이 코의 병은 어째서 일어나는지 그 원인에 대해서는 여러 가지의 설이 있다.

이 비취증의 증상은 첫째로 정막이 위축해서 딱지(결가)를 낳고, 다음에 악취가 난다. 전문가가 아니면 진단을 내리기 어렵다.

□전신증(全身症)으로서의 체질

소화기계에서는 위하수로 위 속의 산도가 낮은 사람은 위 내에서 발효, 부패가 일어나기 쉬우므로 구취를 호소하는 경우가 있다. 변비가 그 원인이 되는 경우도 있다. 당뇨병이 중증이 되면 아세톤의 냄새가 나고, 요독증과 같이 암모니아 냄새가 나는 경우가 있다.

폐질환으로서 폐렴이나 기관지 확장증에서는 악취가 나는 가래를 대량으로 내보내지만 이와 같은 경우에도 내쉬는 숨이 냄새가 나게 된다. 또한 폐결핵의 공동(空洞)이나 폐암이 원인이 되는 경우가 있다.

이런 병으로 인하여 구취가 난다고 의심이 생길 때도 물론, 전문의에게 상담하는 것이 바람직하다.

□체취(體臭) 노이로제

그 외 암내 노이로제와 마찬가지로 실제로는 체취가 없는데 체취가 있다고 믿고 고민하는 사람도 있다. 따라서 제3자에게 확인받든가, 혹은 전문의의 진찰을 받기를 권한다. 이것과 같은 증상이 암내 노이로제(액취 심신증)이다.

제 6장

암내와 그 피부 질환

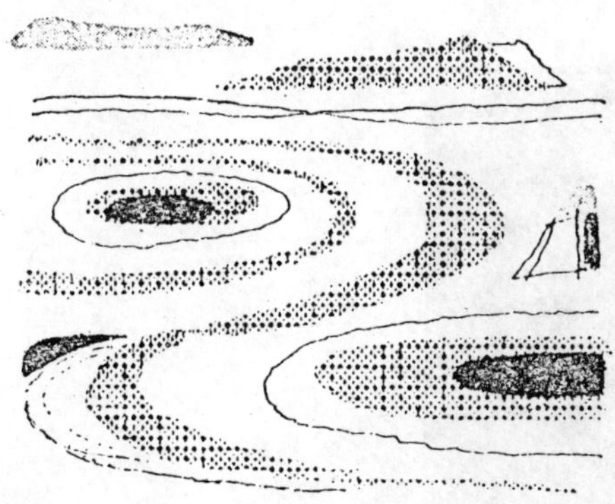

액모의 질환

액모의 질환은 황균모가 가장 많다고 일컬어지고 있다. 겨드랑이 밑에 다한이 있는 사람의 경우, 액모에 황갈색, 또는 황홍색, 흑회색을 띤 때와 같은 누적물이 칼집 모양으로 달라붙는다. 이것이 황균모이다. 손톱이나 핀셋으로 깎으면 제거되지만 비누로 씻는 정도로는 제거되지 않는 골칫거리이다.〈사진2〉

저자가 조사에 의하면 이 황균모는 남자의 경우에는 적어, 약 1%밖에 볼 수 없으며 여성의 경우도 겨드랑이 털을 깎고 있기 때문에 거의 볼 수 없다.

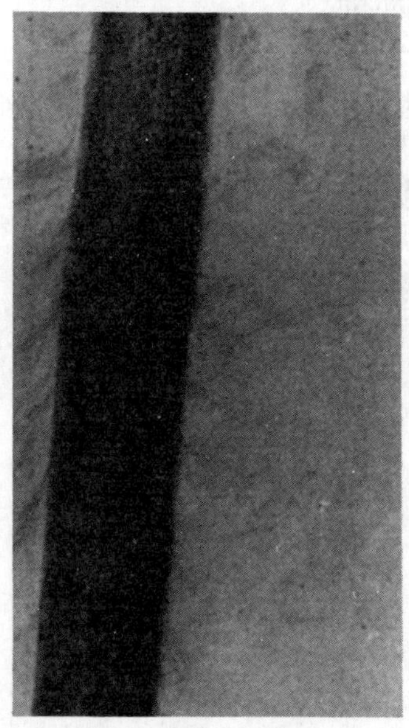

〈사진2〉 **황균모**

[주] : 이 색소의 산생(産生)에는 진균이 관여한다고 생각되는데, 병원균은 방선균류에 속하는 'Nocardia tenuis'라고 성서에 기재되어 있다. 거울로 검사하여 보면 한균상(桿菌狀), 분지(分持)하지 않는 단사상(短糸狀)으로 인지되어 진균이라고 하기 보다는 오히려 'Caryne bacteriam tenuis'라고 일컫는 편이 좋겠다. 그러나 병원균다운 균체는 검출되지 않는 경우가 많다.

아포크린선에 관한 질병

① 화농성 한선염(Hidradenitis Suppurativa)＝일종의 땀띠와 같은 것으로, 각전(角栓)에 의한 모공의 폐색(閉塞)에 포도구균의 감염이 가해진 것이다.

암내 환자를 많이 볼 수 있는 구미인에게서 가끔 볼 수 있는 질병으로 겨드랑이 밑에 통증이 있는 응어리가 생겨서 상당히 완고한 병이다.

② Fox-Fordyce Disease(폭스 포디스병)＝여성의 병으로 아포크린선의 분포 부위와 일치하고 사춘기에 발생한다.

이것은 아포크린 한진(汗疹)의 일종으로 아포크린 땀의 저류(貯留)에 의해 생긴다고 한다.

③ 종양＝아포크린선에 얽히는 종양으로서 4 종류가 있다. 아포크린 모반, 아포크린 한관낭종, 유두성 선한종, 아포크린 한선암 등등이다. 그러나 이것들은 암내와는 그다지 관계가 없다.

피부 질환

습진=땀의 분비가 많기 때문에 습진 상태로 되는 경우가 있다. 특히 비만자는 피부가 서로 마찰하기 때문에 매우 붉어지고 축축해져서 점점 비후하고 가려워진다. 또한 이 국소에 여러 가지의 약을 바름으로써 염증이 생기고 심한 경우는 모반과 같이 거무스름해져서 색소가 현저하게 침착되는 경우가 있다.

두껍게 뗀 조직 표본(입체조직상)의 작제(作製)에 대해서

현재까지 피부 부속기, 즉 피부·모(毛)조직 아포크린선·에크린선·피지선 등의 상호 관계를 연구하는데 효과적인 방법이 없었기 때문에 암내의 발생과 원인 등의 연구에 지장을 초래하고 있었다.

저자는 동호와 함께 '셀로테이프를 응용한 조직 표본 작성의 방법'을 개발했다. 이 방법에 의해 매우 간단히 또 선명하게 그 입체상을 얻을 수 있었다.

지금까지 미해결이었던 암내의 발생원인, 액모의 재생 문제 등을 쉽게 연구할 수 있게 된 이 책의 대부분의 표본은 당법(堂法)에 의한 것이다.

[주]: 피부 부속기 등의 조직학적 입체상 작제를 위해서는 이상적인 방법이 없었다. 파라핀 포매에 의한 연속 조각으로는 번잡하여 그 입체상을 얻기 곤란하였고, 더구나 두껍게 뗀 표본의 작제는 불가능했다. 한편 N교수는 셀로이진 포매의 200~500미크론 두께의 연속 조각에 대해서 안트라센블 염색을 여행하여 좋은 결과를 얻었음을 보고하였다. 그러나 이 표본 작제에 있어서 포매 등에 일시(日時)를 요하고 더욱 번잡한 조작을 필요로 하는 결점이 있었다.

또 두껍게 뗀 조각 작제법으로서 동결법이 있다. 여기에는 압축한 탄산가스를 동결시켜 작제하는 방법과 클리오스타트의 냉각 장치를 이용하는 방법이 있지만, 이것들은 셀로이진과 같은 지지 물질이 없기 때문에 조직이 무너지기 쉬워 20~40미크론의 두께 정도밖에 작제할 수 없었다. 그래서 파라핀 포매의 두껍게 뗀 연속 조각 작제를 위해서 셀로테이프를 응용하는 방법을 고안했다.

즉, 두껍게 뗀 조각의 채취에는 파라핀 포매의 얇은 조각에 셀로테이프를 점포(帖布)함으로써 두꺼운 조각의 채취는 쉽고 또한 표본의 단열을 예방할 수 있다.

다음에 슬라이드글라스에 흰달걀 글리세린을 바르고 그 위에 셀로테이프의 두껍게 뗀 조각을 얹어 약 60℃로 충분히 압박하고, 건조하여 고정한다. 다음에 키시를 용액 중으로 탈파라핀을 약 24시간 정도 실시하면 이 셀로핀도 동시에 박탈한다. 그래서 형(型)과 같이 H. E 염색(2배 희석 H. E액)을 실시하여 경검(鏡檢)함으로써 피부 부속기 등의 입체상을 매우 선명하게 취득할 수 있음을 알았다.

제 7 장

후각과 암내

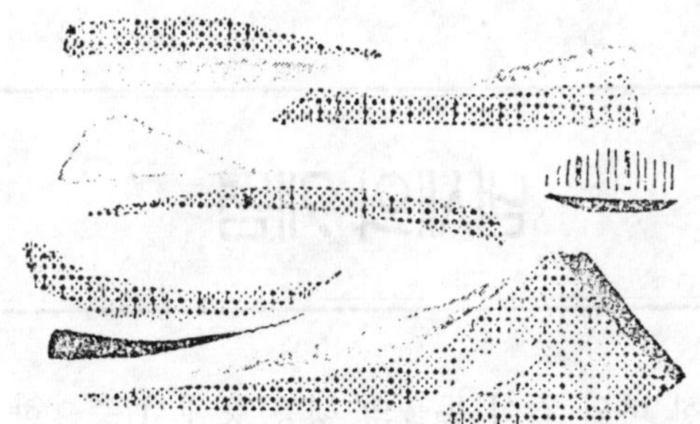

인간은 포유 동물의 일종으로 포유 동물의 후각의 역할이라고 하면 다음과 같은 것들을 들 수 있다.
① 음식물의 확인
② 먹이의 탐구와 추적
③ 냄새의 흔적에 의한 위치와 방향의 측정
④ 종족의 확인
⑤ 성의 유인과 교미

그러나 만물의 영장인 인간에게는 여기에 정서적인 면이 첨가된다. 즉 '좋은 냄새'와, '싫은 냄새'를 구별할 수 있으며, 이것은 가끔 사람들의 생활 환경에 의해 크게 변화한다. 암내의 냄새에 대해서도 동양인은 싫어하고 신경쓰지만, 구미인은 그다지 신경쓰지 않는다. 이것도 환경 때문이다.

암내와 후각과는 밀접한 관계가 있기 때문에 서술한다.

냄새의 개념

후각은 상기한 바와 같이 동물의 행동 중에서 중요한 역할을 하고 있는데, 사람들은 사소하게 생각한다. 만일 음식물의 맛도 미각뿐이고 후각을 갖지 않는다고 하면 어떨까? 아마도 과일, 커피 등도 전혀 맛이 없는 것이 될 것이다. 냄새의 감각이 없는 곳에는 맛도 풍미도 없고 단순한 영양물의 섭취가 있을 뿐이다. 후각은 인생을 채색하는데 필요 불가결한 것이다.

후각은 왜 일어나는가?

인간에게는 시각, 청각, 촉각, 미각, 후각의 5 관이 있다.

시각은 광선, 또는 미립자에 의한 자극을 감지한다. 청각과 촉각은 소리, 압력의 차이 등을 감지할 수 있으며 미각은 접촉이다. 마지막으로 후각은 특정 물질에 대한 접근으로 느낄 수 있다.

그런데 이 후각의 경우, 무엇이 비강내의 점막을 자극하는지 그 인자의 확실한 성질을 오랫동안 몰랐다. 외부로부터 온 자극이 인간의 수용 세포를 어떻게 자극하고, 또 그 기구는 어떻게 되어 있는지, 코의 감각기는 왜 빛이나 소리가 아니고 냄새에만 자극을 받는지 등등 알 수가 없었다.

그 때문에 학자들은 냄새를 가진 물질로부터 무엇이 나오는지 또 그것은 어떻게 감수받아 오는지에 대해서 연구를 거듭하고 있다.

그 몇 가지를 소개한다.

[주] : (1) 흡착설. 냄새는 물에 어느 정도 녹기 쉬움과 동시에 지방에 흡착되기 쉬운 특징이 있다. 후신경의 선단(先端)에 있는 후모(嗅毛)는 분비선에서 공급되는 점액에 젖어 있다. 따라서 분자가 세포막에 도착하는 과정이 공기——물——지방이라고 하는 3 상의 계면(界面) 화학의 문제라고 하는 설이 흡착설이다.

(2) 진동설. 후색소와 냄새나는 분자와의 공명에 의해 초래되고 모든 냄새를 가진 물질로부터 특수한 파(波)가 나와서 후상피에 이르러 자극한다.

(3) 화학설. 시각에는 3원색, 미각에는 4가지 기본맛이 있음과 마찬

가지로 냄새에도 원향(原香)이 존재하고 있는 것은 아닐까 라고 하는 설이다.

꺼려지는 암내의 냄새

암내 환자의 앙케이트에서 '암내의 냄새가 싫습니까?'라는 질문을 했다. 그 결과 90.1%의 사람이 '싫다'고 대답하였다. 한편 정상인에게 같은 질문을 한 결과, 92%의 사람이 '싫다'고 해서 암내의 냄새에 대한 양자의 혐오감은 거의 동률이었다.

[주] : 냄새의 '좋다, 싫다'에 대해서는 여러 가지 연구가 있다. K씨의 '냄새의 과학'에 의하면, 몬크리프(R. W. Moncrieff)는 영국인을 대상으로 천연 향료와 화학물질 132종류에 관한 냄새의 기호를 넓은 연령층에서 조사하였다.

그 결과 꽃 향기, 후로랄을 주로하는 향료는 성별, 연령에 관계없이 모두 좋아하는 상위에 랭크되었다. 그리고 무스크향, 장뇌(樟腦)향, 페퍼민트향이 그 다음을 차지했다. 여기에 비해 이황화탄소, 에틸메르카프탄, 포르말린 등 소위 부패 냄새, 자극 냄새는 최하위였다.

더구나 성인 남성과 여성 사이에는 차이가 없어 냄새의 기호는 일치하고 있었다고 한다.

이상과 같이 좋다, 싫다고 하는 점에서는 동양인도 서양인도 암내를 싫어하고 있는 듯하다. 그러나 냄새라든가 향기는 그 농도의 정도에 따라 크게 좌우된다. 아무리 우아한 향이라도 농도가 짙으면 점점 싫은 냄새로서 받아 들여지게 된다. 즉 냄새의 좋고 나쁨은 그 농도와

감수성 사이의 상대적인 관계에 의해 결정된다.

이것은 암내의 냄새에서도 적용이 된다. 극히 약할 때는 그다지 싫지 않고 오히려 섹스 어필하는 경우도 많다. 이 때문에 약한 암내를 가졌으면 거의 신경쓸 필요는 없을 것이다.

암내 환자의 대부분은 지나치게 신경질적이 되는 경향이 있다. 대부분의 환자의 고민이 액취가 아니라 다한 때문이라는 사실은 앞에서도 설명한 그대로이다.

그러나 확실한 치료법으로서 피부의 절제법(제13장 참조)를 받고 그 큰 상처의 주위에 작은 액모가 남아 있는 정도에서는 그다지 냄새도 없고 다한도 있을 리가 없다. 그럼에도 불구하고 재수술을 희망해 오는 예가 많다는 것은 한번 생각해 볼 문제다. 심각하지 않은 냄새라면 신경쓸 필요도 없고, 타인에게도 절대로 폐를 끼치지 않음을 알아야 할 것이다.

냄새의 측정(양적, 질적 표시성)

암내 환자에 대한 앙케이트 조사에서 '당신은 암내의 냄새에 대해서 민감한가?'라는 질문을 했다. 그 결과 67.7%의 사람이 '민감하다'라고 대답했다. 이것에 대해 정상인은 81%로 그 차이가 상당하다.

냄새에는 '익숙해짐'이라는 현상이 있다. 예를 들면 화장실에 들어간 순간에 냄새를 느끼지만 곧 익숙해져서 느끼지 않게 된다. 후각은 다른 감각보다도 쉽게 지친다. 이 때문에 암내 환자는 자기 자신의 체취를 항상 맡고 있기 때문에 익숙해져 버려서 정상인보다도 둔화된다.

이것은 암내의 냄새에만 국한된 것으로 다른 종류의 냄새에 대한 감각은 해당되지 않는다. 이런 상황을 '선택적 피로'라고 부른다.

또한 또 하나 중요한 요소로서 그 사람의 냄새를 받아 들이는 후각의 정도에 의해 좌우된다. 후각이 민감한 경우는 확실한 암내도 아닌데 냄새를 강하게 받아들이고 끊임없이 신경을 쓴다. 반대로 후각이 감퇴하고 있는 경우에는 전혀 암내의 냄새가 걱정되지 않는 경우도 있다.

어떤 냄새를 맡았을 때에 그 냄새의 종류나 강약을 말로 표현하기는 어렵다. 그것과 동시에 이 후각을 객관적으로 결정하는 기준이 애매한 점도 한몫 거들고 있다.

지금까지 실시되어 온 후각 검사법에는 '희석 시험법', '정맥 시험법' 등이 있었다. 희석시험법에서는 스트로베리 엣센스, 알리나민 등이 후소(嗅素)로서 이용되었다. 그리고 정맥 시험법에서는 알리나민 정맥 주사시에 있어서 후감발래(嗅感發來)까지의 시간과 그 지속 시간을 조사하였다. 그러나 이것들은 여러 가지로 준비가 안 되었고 확립되어 있지도 않았다.

오늘날 시력 검사나 색맹 검사, 또는 청력 검사 등의 분야에서는 세계적으로 통일된 검사 방법이 확립되어 있다. 그럼에도 불구하고 후각 검사에 대해서는 전혀 아무런 기준도 마련되어 있지 않은 상태이다.

□기준 냄새의 결정

K대학의 K교수와 이비과(耳鼻科) 학회의 향료 KK와의 공동 연구에 의해 기준 냄새라는 것이 선정되어 있다.

그 선정의 근거로서는 가능한 한 폭넓게 선택하고, 가능한 한 많은 사람이 알고 있고, 알기 쉬운 냄새를 선택하고, 안정된 냄새로 시간적

으로 변화하지 않는다는 조건을 붙였다. 그리고 다음의 10 가지 냄새
를 기준으로 선택하였다.

[주] : ① dl-Camphor(CAM)
장뇌향으로서 가장 흔히 접하는 것으로 청량감을 갖고 반에로틱향
으로서 알려져 있다.
② r-Undecalactone(UND)
과실향으로 복숭아의 냄새를 가진 단품 향료. 다른 과실향은 시간에
변화되기 쉽다.
③ iso-Valeric acid(이소길초산, VAL)
부패향으로서 일상 흔히 접하는 냄새이며 세계적으로 데이타가
많다. 사람은 쎄은 냄새에 특히 민감하다.
④ Cyclotene
Mapple Flavor으로서 과자의 푸딩에 흔히 사용되고 있다. 그을리는
듯한 냄새의 하나로 사람은 본능적으로 눌은 냄새에 민감하다.
⑤ Skatol
똥 냄새로서 매일 경험하는 냄새로 사람의 몸에 배어서 나는 것이
다.
⑥ β-Phenyl ethyl alcohol
장미의 꽃 향기로서 구하기 쉽고 흔히 사용된다.
⑦ Exaltolide
사향(麝香)으로서 화장품에 사용되며 일상 흔히 알려진 향으로
성취(性臭)이다.
⑧ Phenol(석탄산)
병원문을 들어서면 먼저 맡게 되는 소독약 냄새다. 다른 것과는
다른 성질의 냄새로 사람의 의복에 배기 쉽다.
⑨ Diallyl sulfide

마늘 냄새로 최근에 알리나민에 흔히 이용되고 있다.

⑩ Acetic acid(초산)

산의 냄새라고 하기 보다 식초 냄새로서 익숙해 있으며 또한 삼차신경을 자극한다는 사실은 잘 알려져 있다.

이상 10종류를 기준 냄새로서 10배 희석의 방식에 따르고 있다. (이 희석의 농도를 점수로 표시하고 이 평균을 후각도라고 했다. 예를 들면 1000배 희석에서는 10^{-3}으로 3점과 같이 채점했다.)

□기준 냄새에 의한 테스트 순서

이 10 가지 냄새 모두를 테스트하는 것은 실제로는 무리이기 때문에 최소 3 종류 가능하면 5 종류의 냄새를 이용하는 경우가 많다. 저자는 이 3 종류 ①②③을 이용해서 실험을 했다.

□맡는 법

냄새병을 손에 들고 맡으면 손때가 병 바깥쪽에 묻어서 이 기준 냄새에 영향을 준다. 따라서 검자는 냄새 종이를 사용하여 그 선단 10cm만 액에 담그고 그것을 피검자에게 건네주어, 피검자가 자신의 손에 쥐고 맡는 방법을 실시한다.(〈사진3〉 참조)

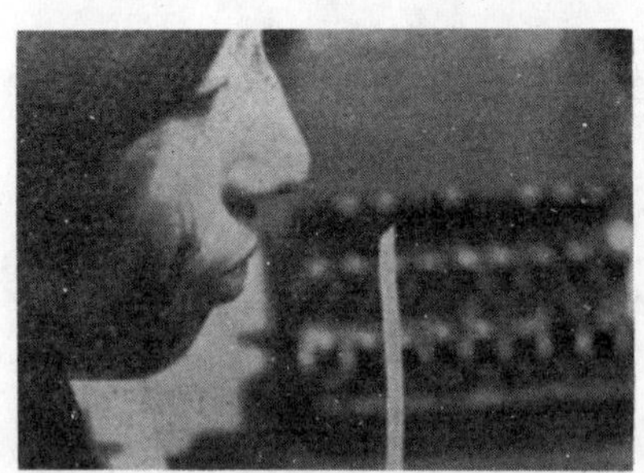

〈사진3〉 **후각 검사**

암내 환자의 후각은 어떤가

암내 환자의 후각은,

(1) 정상인과 비교해서 차이가 있는지 없는지.

(2) 남녀 사이에 차이가 있는지 어떤지.

(3) 암내의 정도와 후각과의 관계는 어떨지.

등의 의문이 있다.

그래서 앞에 서술한 후각을 위한 기준 냄새를 이용해서 실험해 보았다. 지나치게 전문적이 되는 경향이 있기 때문에 그 요점만을 설명하기로 하겠다.

암내 환자(남자 27명, 여자 127명)와 액와 다한증(남자 6명, 여자 14명)을 중심으로 해서 후각의 검사를 해보았다. 기준 냄새(CAM, UND, VAL의 3 종류)에 대해서 검사해 본 결과 CAM의 후각도 (후각된 희석 배수의 평균)는 3.03, UND에서는 5.36, VAL에서는 6.01로 CAM, VND, VAL의 순으로 고농도에서도 감지되는 사실을 알았다.

이것을 정상인, 맹인 및 조향사(향수를 조합하는 사람)의 후각 정도를 비교한 것이 〈표34〉이다.

J교수에 따르면 맹인, 조향사의 후각은 정상인에 비해 매우 민감하고 CAM에 있어서는 맹인의 경우 약 백만 배(10^{-6}), 조향사의 경우는 1억 배(10^{-8})의 저농도에서도 감지되지만 암내 환자는 정상인과 거의 마찬가지로 1000배(10^{-3}) 정도이다.

UND · VAL에 있어서도 〈표〉와 같이 거의 정상인과 같은 정도임을 알았다.

또한 남녀 사이에 성적인 차이 또 연령적인 차이는 특히 인지되지

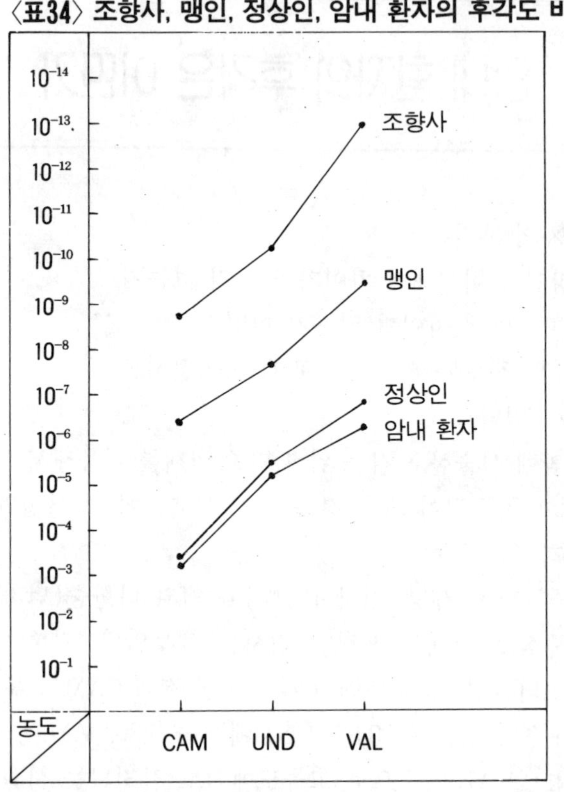

않았다. 다음에 스스로 느끼는 암내의 정도(자각적 액취)와 그것을 타인이 느끼고 있는 정도(타각적 액취) 사이에 어느 정도의 차이가 있는지를 검토해 보았다. 그 결과 타각적으로 액취가 약한 경우일수록 자각적으로는 강하게 받아 들이고 있는 경우가 많은 것 같다.

즉, 자신이 생각하고 있는 만큼 타인은 의식하고 있지 않다는 것이다. 이 경향은 액취가 약할수록 강하게 나타나서 심신증적인 암내로 이어진다.

또한 환자의 후각 정도에 따라서 자신의 액취의 세기를 어느 정도 받아들이고 있는지를 검사해 본 결과, 후각에 이상이 있는 경우는 세게 받아들이고 있는 듯하다. 즉, 후각이 예민한 경우, 예를 들어 기준 냄새의 1000만 배의 농도(10^{-7}) 이상에서도 감지할 수 있다면 자기의 액취를 세게 받아들이는 것도 당연한 일이라고 볼 수 있다.

한편 후각이 감퇴, 소실되는 경우는 자신의 후각에 자산을 가질 수 없기 때문에 타인의 동작, 예를 들면 코에 손을 댄다, 코를 훌쩍거린다, 등의 동작으로 체취 정도를 판단하고 있는 경우가 많은 것 같다.

이와 같이 액취와 후각의 정도와는 밀접한 관계가 있고 특히 나중에 서술하는 액취의 노이로제 양증상(樣症狀)을 호소하는 환자는 중요한 검사의 1항목이 되는 것이라고 생각된다.

제 8 장

심신증(心身症)으로서의 암내

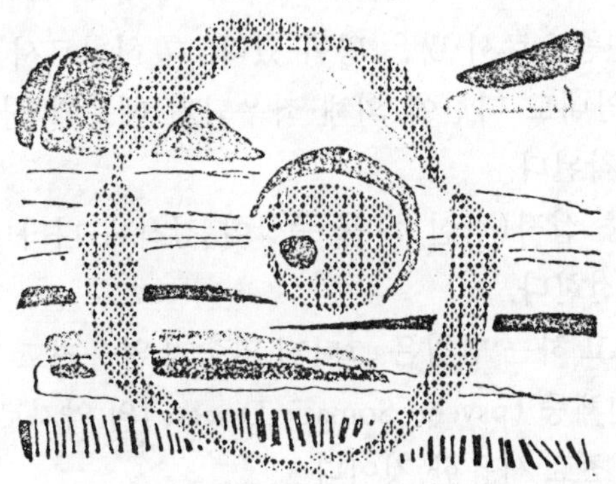

암내는 앞에서 서술했듯이 액와 다한이 늘면 냄새가 강해진다. 또한 이 다한은 정신적 발한이라는 사실임을 알았으리라고 생각한다. 따라서 정신(마음)적인 긴장이 있으면 신체(몸)적인 면이 강하게 영향을 받는다.

이와 같이 심신 상관에 의해 병이 발생하는 경우가 많은데, 이것이 심신증이다. 예를 들면 위궤양은 단순히 신체적인 병이라고 생각되고 있지만 심신증의 전형적인 병으로 신경질적인 성격의 사람에게 발생하는 경우가 흔하다.

흔히 정신적인 고민이 있으면 위통을 일으키고 식욕이 없어진다. 이와 같이 끊임없이 정신적인 스트레스가 있으면 위를 지배하고 있는 자율신경에 변조를 초래하고 그 때문에 위의 조직이 위액에 의해 진무름이 생겨서 위통이 일어난다. 위통이 자각되면 점점 더 정신적인 긴장이 고조되고 점점 더 위의 병변이 진행되어서 궤양이 된다. 위궤양의 치료약으로서 자율신경 차단제를 이용하는 것도 이 때문이다.

이 외에 심신증으로서 많은 병이 있다. 그 하나로서 다한증도 포함된다. 따라서 암내도 다한에 의해 좌우되기 때문에 심신증의 범위에 들어간다고 생각된다.

이 심신증 중 심적(정신적)인 증상이 강하게 나타나면 소위 암내 노이로제로 발전한다.

'심신증'이라고 하는 명칭은 그다지 익숙지 않을지도 모르지만, 심신증이란 '정신 신체증'(psycho Somatic Disease)의 약자로 S대학 의학부의 K교수가 최초로 사용한 것이다.

산부인과에서 볼 수 있는 병 중에서 불안, 정신적인 갈등 등의 심리적 원인으로 여러 가지의 신체 이상을 일으키는 것을 K교수는 총칭해서 '심신증'이라고 불렀다.

임상가 사이에서 P·S·D라고 약칭되는 이 심신증은 당시 의학계에서 거의 받아들여지지 않아, 그 때문에 그런 증상을 노이로제라고 하였다. 그런데 근년에 와서야 주목받고 현재에는 '신체 증상을 주로하지만 그 진단과 치료에 심리적 인자에 대한 배려가 특히 중요한 의미를 가진 병태를 심신증이라고 부른다'라고 정의되어 의학적 연구가 활발히 이루어지고 있다.

　[주] : 심신증에는,
　① 그 발병이나 경과에 심리적 인자의 영향이 분명히 인지된다.
　② 또한 신체적 원인에 의해 발병한 것이라도 환자의 성격적인 비뚤어짐이나, 발병 후에 일어난 정신적 문제가 증상을 악화시키거나 필요 이상으로 지연시키거나 하여 심리면에서의 치료를 가미함으로써 증상의 호전이 기대된다.
　③ 또한 신경증이라도 신체증(身體症)을 주로 하는 증례(症例) 등이 포함되어 있다.
　이 심신증 중에 다한증도 포함되어 있다. 즉, 암내 환자의 대부분은 겨드랑이 밑 등의 국소 다한을 수반하지만 이 다한의 원인인 땀샘의 에크린선과 아포크린선의 활동은 심리적 요소에 크게 좌우되기 때문이다.
　암내의 냄새나 땀에 심경쓰면 쓸수록 땀샘의 활동은 활발하게 되어 보다 다한을 초래하고 암내가 강해진다고 하는 악순환을 되풀이한다. 이와 같이 아포크린선의 기능적 항진을 초래하고 기질적(신체적)인 변화가 주체가 되고 있는 것이 기질적 질환 A이다.
　한편 신체적 인자가 그다지 강하지 않지만 심리적 인자가 더해져서 이 양쪽이 관여하고 있는 것이 심신증 B이다.
　더구나 환자의 신체적 인자보다 심리적 인자가 보다 높아져서 일어나는 신경증에는 액취도 없는데 액와·외음부 등의 성기에서 이취가 나고 있다고 호소하는 기관 신경증 C와 신경 증상의 비중이 크고 신체 증상이 다발하고 감정면에 큰 장해를 초래하게 되는 신경증 D로 나눠

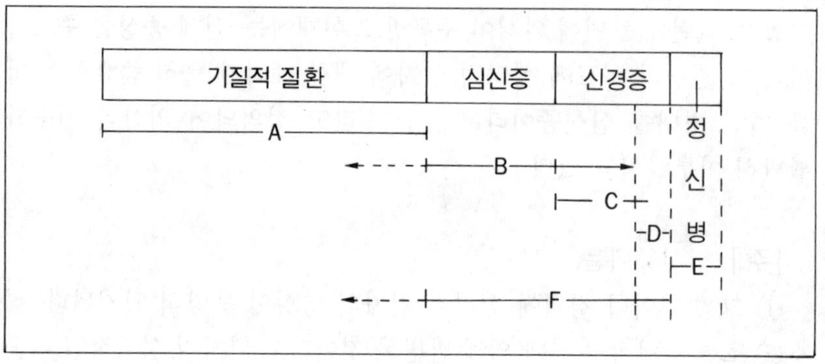

진다.

또한 이 상태가 진행해서 외부의 현실을 일그러뜨리거나 환각이 있거나 인격의 붕괴, 황폐를 초래하게 되면 이것은 정신적 질병 E로 신경증과는 분명히 구별되고 있다.

그러나 지금까지 서술한(기질적) 신체적 질환, 심신증, 신경증 사이의 F는 확실한 구분을 하지 않고 넓은 의미에서의 심신증으로 간주하는 편이 좋다고 생각된다.

이와 같이 신체적 인자와 정신적 인자의 양면이 포함되는 암내의 진단, 치료는 환자의 성격이나 신경질 등의 심리적 인자에 대한 배려가 특히 중요한 의미를 갖고 있다.

심리면 · 사회면의 검사

신체 증상의 배후에 있는 정신적인 증상과 함께 심리면을 간과할
수는 없다. 이것을 위한 심리 테스트로서 몇 가지가 있지만, 우리들은
'시마다 식 신경질 테스트', 'YG 테스트', 'CMI 테스트'를 이용했다.
그리고 암내 환자의 개성의 한 측면을 파악하려고 시험해 보았다.

□시마다 식(島田式) 신경질 테스트

이 테스트는 신경질도를 검사하는 독특한 것으로, 공동 연구자 시마
다노부요시와 타까시마마사시 양박사가 개발한 검사 방법이다. 이것은
A, B의 두 가지 형식으로 되어 있고 각각 50문으로 구성되어 있다.
질문 항목으로서 신경질을 건강성, 사회성, 정서성의 3가지 점을
보기 위해서 배열하였는데, A형식은 수술 전에, B형식은 수술 후에
실시한 것이다.

〈표35〉 시마다식 신경질 테스트

	증례수	H(건강성)	S(사회성)	E(정서성)	계
A 수술 전 암내 환자	140	2.84	1.53	6.99	11.36
정상인		(3.00)	(1.81)	(7.32)	(12.13)
B 수술 후 암내 환자	120	2.58	2.50	4.57	9.64
정상인		(2.64)	(2.33)	(7.28)	(12.25)

[주] : 〈표35〉는 우리들이 암내 환자를 대상으로 실시한 시마다 식 신경질 테스트의 결과이다. 이 테스트는 득점이 높을수록 보다 신경질적임을 나타내지만, 신경질이라고 해도 어떤 면에서 보다 신경질적인지는 모르기 때문에 건강성, 사회성, 정서성의 세 가지 면에서 조사하는 방법이다.

〈표〉에서 보는 한 일반적으로는 암내 환자는 특별히 신경질이라고 하는 결과는 없는 것 같다.

이 평균은 일반인과 비교해서 거의 차이를 볼 수 없다. 단지 수술 전과 수술 후에 있어서 정서성(E)의 항에 작은 차이를 볼 수 있었던 정도로 문제를 삼을 정도의 결과는 아니다.

신경질자는 이 테스트에서 각 항목에 높은 득점을 나타내는 것이 보통이다. 수술 전과 수술 후의 정서면에서 차이가 나타나는 것은 심리적 문제로서 당연한 일이다. 대수술이면 일수록 정상인이라도 이 차이는 커지는 경향이 있기 때문이다.

□YG 테스트

120의 질문 항목으로 되는 야다베–Guilford 성격 테스트를 실시했다. 이것은 정서 안정성 · 사회 적응성 · 성격 향성의 3가지 성격 특성으로 분류되고, 더욱 그 프로필로부터 대략 5가지 성격형으로 분류된다. 그 5 가지란,

A류는 평균형.

B류(오른쪽 치우침형)는 정서 불안정 · 사회 부적응 · 외향성 · 활동적이고, 약간 문제가 있는 준신경증적 타입을 나타내고, 반사회적 행동을 일으키기 쉬운 타입.

C류(왼쪽 치우침형)는 소극적이고 활동성이 부족하고 내면적인 형을 나타내는 타입.

〈표36〉 YG 테스트

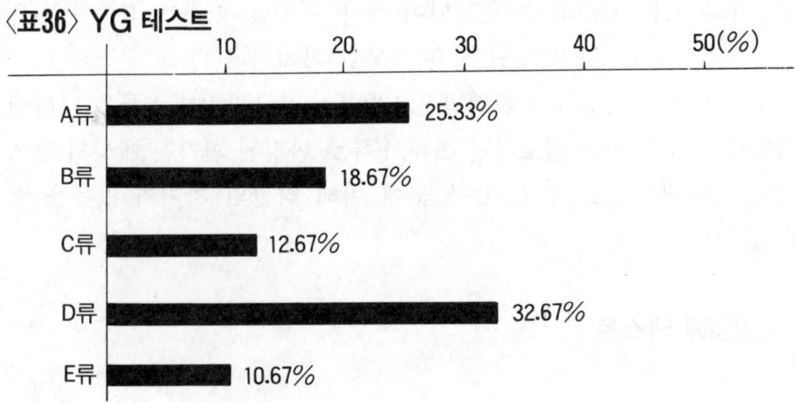

〈표37〉 CMI 테스트

		여성	남성	계	
				사람	%
Ⅰ형	정 상	36	11	47	42.34
Ⅱ형	준 정 상	37	5	42	37.83
Ⅲ형	약간 신경증	16	1	17	15.31
Ⅳ형	신경증적	5	0	5	4.5
	계	94	17	111	

D류(오른쪽 내려감형)는 정서 불안정, 사회 부적응, 활동적으로 이상적인 형을 나타내지만 드물게 자신을 잘 보이려고 하는 히스테리 칼한 성격을 나타내는 경우가 있는 타입.

E류(왼쪽 내려감형)는 정서 불안정 · 사회 부적증 · 내향성의 형을 나타내고, 전형적인 신경증적 개성의 소유자로서 심신증 · 신경증의 증례에 가끔 인지된다.

암내 환자에게 이 YG테스트를 실시한 결과는 〈표36〉과 마찬가지로 D류(안정 적응 적극형)가 가장 많아 32.67%, A류(평균형)는 25.3

3%, B류, C류, E류의 순으로 되어 있다. 이것들 중 B류, E류의 '불안정·부적응형'은 약 30%인 점은 주목할 가치가 있다.

또한 A류, C류, D류로 판정받은 132명의 평균과 B류, E류를 나타낸 44명의 평균을 비교 검토하면, B류, E류로 판정된 환자는 개성의 면에서도 심리면에서도 A, C, D류 군에 비해 약간의 차이가 있음을 알 수 있었다.

□CMI 테스트

Carnell Medical Index의 약자인 CMI 테스트는 신경증의 스트리닝 테스트이다.

질문은 총 195문으로 '예'라고 대답한 득점에서 다음의 4 그룹으로 분류했다. 그리고 남녀의 암내 환자 총 111건에 대해서 검사를 실시한 결과가 〈표37〉이다.

신경증적인 것이 5건(4.5%), 약간 신경증적인 것이 17건(15.31%)으로 약 20%가 신경증적인 경향이 있었다.

이상과 같이 심리면의 검사 결과를 정리해 보면, 암내 환자의 일부 사람은 냄새에 대해서 필요 이상으로 신경질적이 되어 행동 범위를 좁혀 성격의 편향을 초래하고 있는 것을 알 수 있다.

이와 같이 암내에 대한 치료에는 암내 환자의 퍼스널리티(성격)를 분석해서 심신 양면에 걸쳐 대처해야 하는 것을 통감했다.

신체면에 있어서 검사

발한의 분비를 불러 일으키는 작용을 하는 발한 신경은 땀샘에 분포하는 자율 신경(특히 교감 신경)에 의해 일어난다. 따라서 신체면의 검사로서 자율신경 기능 검사가 있다.

자율 신경은 식물 신경이라고도 해서 운동 신경 등의 동물 신경과는 구별되고 있다.

심장, 위장 등 여러 가지의 장기는 자율 신경인 교감 신경과 부교감 신경의 2종류의 지배를 받고 잘 작용하고 있다. 따라서 자신의 의지에 따라서 자유롭게 멈출 수는 없다. 운동 신경은 근육 그 밖의 기관을 지배하고 있고 의지에 좌우되기 때문에 운동 신경이라고 하는 이름이 붙어 있다.

무의식중에 생체의 조절을 유지하기 위해서 자율 신경은 자칫 무시되기 쉽다. 그러나 운동 신경과도 상호로 관련해서 함께 뇌중추의 지배를 받고 있다.

자율 신경과 운동 신경과는 별개로 활동한다고 하는 것 같은 옛날 사고방식은 통용하지 않게 되었다.

고도로 발달한 인간이라고 하는 생체는 진화 과정에 있어서 자율 신경도 변화해 왔지만 그 만큼 약점도 있고 개인차도 크다.

이 때문에 생존 경쟁이 치열한 사회에 있어서 자율 신경의 이상자가 많은 것도 이상하지 않다.

이 교감 신경과 부교감 신경이 긴장 상태에 있고 내분비계와 관련성이 있는 것을 자율 신경 실조증이라고 한다. 그러나 이 병명을 어떻게 이해하면 좋으냐라고 하는 문제가 있다.

옛날은 노이로제라든가 불안정 수호 증후군(不安定愁護症候群)이라고 일컬어졌던 이 정도로는 사회적 의의를 잃어 버린다.

현재로는 사회적인 활동과 개인이 깊이 관계되고 섞여 있기 때문에, 개인적 질환도 사회적 배경 없이는 생각할 수 없게 되었다.

자율 신경의 기능 검사는 현재까지 적확한 방법은 발견되지 않았지만 다음과 같은 전문적인 제검사가 있다.

[주] : ① 약물학적 검사——아드레날린, 메코릴 시험 등

② 순환계 반응——아슈넬 안구 압박 시험 등

③ 호흡 기능——호흡 곡선 등

④ 피부 모세혈관 반응——피부 문획증 등

⑤ 수학적 해석법——Wenger(인자분석법) 등

⑥ 물질 정량——혈중 및 요(尿) 중의 카테콜아민, 포르피린 등

⑦ 전기적 검사법——G.S.R(Galranic Skin Reflex) MV 신체 표면의 미세한 진동(Micro Vibration) 등

이상과 같이 각종 고찰되고 있지만 오늘날도 단일 검사법만으로 복잡한 개체의 자율 신경 기능을 정확하게 파악하기는 곤란하다. 몇 가지의 검사법을 조합해서 임상적으로 자율 신경의 긴장 상태를 파악하는 방향에 있는 것 같다.

갱년기가 되면 이 자율 신경계의 변조를 초래해서 발한이 증가한다. 이 때문에 암내가 강해진 것은 아닐까 라고 필요 이상으로 고민하고 있는 증례가 있다.

다음에 서술하는 노이로제 양증상을 초래하는 경우가 있기 때문에 자율 신경계의 검사를 하는 것도 필요해 진다.

심신증의 성립

암내 환자는 아포크린선이라고 하는 것을 부모로부터 물려받아 사춘기가 되면서 하나의 체취로서 나타난다. 그 한 원인으로서 액와부 등의 에크린선의 기능도 이상하게 발달해서 아포크린선과 함께 정신적 인자에 의해 좌우되는 경우가 많다.

따라서 이와 같은 체질은 다한을 초래함으로서 암내가 항상 강해지기 때문에 심리적으로 고민하고 그로 인해 정신성의 발한이 증가되는 식의 악순환이 일어난다.

이것이 암내도 심신증인 이유이지만 모든 암내가 심신증인가 하면 그것은 의심스럽게 생각한다.. 앞에서 서술했듯이 아포크린선 등의 신체적 인자에 비중이 커서 액취가 나는 사람은 심신증이 아니라 기질성 질환에 포함된다.

이 기질적인 면이 가벼운, 즉 액취의 증상이 비교적 가벼운, 환자는 이 심신 상관의 관계가 확실하기 때문에 이것을 심신증으로 간주하는 편이 좋다고 생각한다. 심신증의 범주에도 이행형(移行型)이 있어 비교적 기질적인 면이 강한 형과 심리적 인자가 강한 형이 있다.

그럼 심신증에 포함되는 것은 어느 정도의 비율인지를 검토해 보자.

YG 성격 테스트에 있어서는 약 30%가 불안정·부적응형이고, CMI 신경성 테스트에 있어서도 약 20%의 신경증양의 경향이 있는 것으로 인해, 대개 20~30% 정도가 심신증에 포함되는 것으로 생각된다.

그 외 이 심신증에 영향을 미치는 인자로서 다음과 같은 것이 있다.

① **자율신경 실조(失調)**——호르몬의 밸런스가 불안정하여 사춘기, 갱년기의 발한에 이상

② **유전**——우성유전으로 멘델의 법칙에 따르는 것이 정신적인 부담이 되고 있다.

③ **후각 이상**——후각 과민이라면 점점 더 자기의 체취를 의식하고 또 후각 감퇴, 탈출이라도 스스로는 모르지만 자기의 체취에 의해 피해를 주지는 않을까 등의 심리적인 스트레스가 작용하게 된다.

그 외 여러 종류의 인자가 겹쳐서 점점 더 심리적 인자가 작용하여, 그 노예가 되는 것이 신경증이다.

이 심신증으로서의 암내를 토대로 하여 다음의 암내 노이로제양증후를 검토해 보자.

제 9장

늘고 있는 암내 노이로제

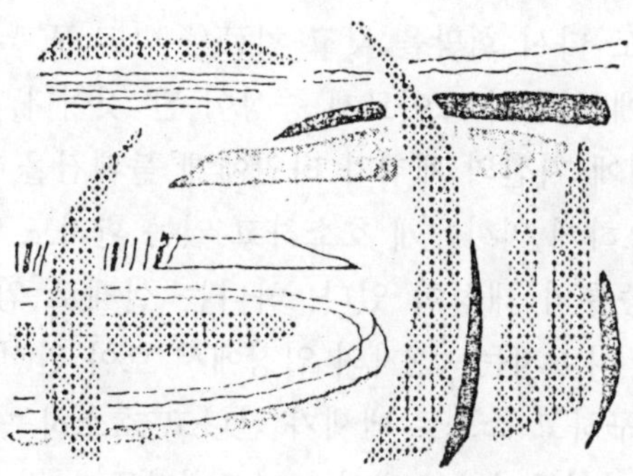

체취를 호소하는 환자의 마음

저자는 이미 수술에 의한 암내 및 다한증의 치료법을 완성하였다. 따라서 신체적인 면에서의 환자의 고뇌를 덜어줄 수 있게 되었다.

그런데 일부의 환자는 이것만으로 모든 것이 해결된 것은 아니라는 사실을 알고 있었다. 수술을 해서 이취(異臭)는 완전히 없어졌는데, '아직도 냄새가 난다'고 호소하는 환자들이 의외로 많다. 그렇게 되면 환자보다 우리들 쪽이 '어째서일까?', '왜일까?'라고 고민하게 된다.

이런 환자의 정신 상태의 원인은 오랜 세월에 걸쳐서 암내의 이상적인 치료가 없었기 때문이다. 즉, 여기저기에서 수술이나 치료를 받아 보았지만 결과는 항상 기대에 반해서 완치되지 않았기 때문에, 환자는 낙담하고 그래도 다시 희망을 갖고 치료를 받고 또 낙담하고 이렇게 반복하는 사이에 일종의 노이로제 증상이 된 것이다.

이 사람들 외에 자신의 체취가 타인에게 불쾌감을 주고 있다고 믿고, 그것을 집요하게 의사에게 호소하고 있는 환자도 있다. 이런 환자들에게는 두 종류의 개성이 있다. 하나는 실제로 암내로 고민하고 있는 경우이고, 나머지는 제3자의 입장에서 보아 완전히 냄새가 치료되었는데도 불구하고 스스로 냄새가 난다고 호소하는 경우이다.

그러나 이런 사람들이라고 해서 노이로제라든가, 정신적으로 이상하다는 식으로 간단히 처리해서는 안 된다.

어느 신문의 의학상담 중에 다음과 같은 기사가 게재되었다. 상담자는 암내와 겨드랑이 밑의 다한을 고민하던 사람이었는데, 거기에 대한 유명한 정신과의 심리학자의 카운셀링은 저자에게 의문을 주었다. 다음은 그 카운셀링의 내용이다.

'당신의 암내와 같이 가끔 친구들의 말을 듣고 깨닫는 정도의 것은 병적이라고 말할 수 없을지도 모른다. 그러나, 만일 심하게 걱정이 되면 전기 분해법으로 겨드랑이 밑의 털을 뽑고 땀샘을 막아버리는 방법이 있다. 또는 잘라내 버리는 근본적인 치료법도 있다.

당신은 아마도 신경질적인 성격의 소유자로, 이 성격의 사람에게 흔히 볼 수 있듯이 자율 신경의 불안 때문에 '다한증'의 경향을 갖고 있는 것은 아닐까? 이것은 전문가에게 일임하고 편안하고 안정된 기분을 갖는 것이 고민을 없애는 방법이 된다고 생각한다.'

답변을 들은 암내 체질은 당신이 가지고 있었다면 당신은 만일 어떻게 생각했을까? 우선 대답자는 암내 환자의 고민이 액취보다도 다한에 있다고 하는 사실을 전혀 모른다.

또한 치료법에 대해서도 전기 분해와 절제법이 어떤 것이고, 치료 효과는 어떤 것인지 역시 전혀 모른다. 즉 대답자는 심리학에서는 어떤지 암내에 대해서는 전문의로서의 카운셀링의 자격은 없다고 생각한다.

전기 분해로 이 다한이나 액취가 제거될까? 절제법으로 완전히 치료될까?

이 문제에 대한 가장 정확한 답변은 전기 분해로는 치료되지 않는다고 하는 것이다. 또한 절제법과 같이 큰 상흔이 남는 수술이라면 하고 싶지 않다고 생각하는 사람이 많을 것이다. 이 상담자도 그렇게 생각할 것임에 틀림없다. 어쨌든 이 정도의 대답 내용이라면 암내 환자는 지금까지 듣고 읽어 왔다고 생각한다.

더구나 마지막으로 고민하지 말라고 하였는데, 걱정하지 않도록 노력해도 걱정이 되고 고민하기 때문에 신문에까지 투서해서 해결의 길을 찾고 있는 것이다. 그러나 어디에 상담해도 이 정도의 대답밖에 얻을 수 없는 것이 현실이었다.

수술을 해서 액모도 없어지고 완전히 냄새가 사라졌음에도 불구하고 일종의 환취로 고민하는 환자들에게 저자는 어떻게든 환자의 이 고민을 해소시켜 주고 싶다고 생각하고 있다. 그러나 처음부터 환자에게 신경과를 소개할 마음은 없다. 우선 환자 자신이 신경과에 대해서 강한 부정적인 반응을 갖고 있다.

현재는 아직 이 문제에 대한 명확한 대응책은 없다. 그러므로 앞으로는 심신 의학적인 입장에서, 신체적인 면의 치료는 물론 정신적인 면의 치료에 대해서도 신경과의와 팀 워크를 짜서 대처해 나가기를 바란다.

저자가 치료를 한 환자 중에서 노이로제와 같은 증상을 보이고 있는 증례를 몇 가지 들어보기로 하겠다.

□증례1──여성, 51세 보험 회사 직원

연성 귀지로 암내 체질이다. 30대 전부터 전기 응고법으로 세 번 정도 치료를 받았지만 완치되지 않았기 때문에, 절제법을 두 번 받았다. 그래서 겨드랑이 밑에는 큰 상처(흉터 5×8cm)가 있다.

이 환자는 타각적으로는 전혀 액취를 인식할 수 없었다. 그러나 '액취가 남아 있기 때문에 타인이 싫은 얼굴을 한다. 전차를 타고 있으면 코에 손을 대거나 창문을 열거나 한다.'라고 하였다. 즉, 타인의 사소한 행동을 모두 자신의 체취 탓이라고 확신하고 있다.

'냄새의 원인인 아포크린선은 거의 겨드랑이 털 부분에 있지만 당신의 경우는 광범위하게 절제시켜 겨드랑이 털이 단 한 개도 없기 때문에 냄새가 날 리 없다.'고 설명해도 납득하지 않는다.

이것은 흉터 주위에 아포크린선이 아직 남아 있는 경우를 생각할 수 있고, 또 흉터부의 전면 쇄골측에 에크린선이 남아 있어, 그 다한 때문에 냄새가 난다고 생각하는 것일지도 모른다. 어쨌든 암시 요법도 겸해서 저자가 개발한 소제법을 실시해 보았다.

그러나 반 년 후에 와서도 여전히 '이전과 마찬가지로 아직 타인들이 이상한 눈으로 본다.'고 말했다. 그래서 두 번째의 소제법을 실시했다.

그후 환자는, '아직, 냄새가 남아 있다. 타인의 동작으로 그것을 느낄 수 있다. 지금은 약을 사용해도 전만큼 효과가 없어지고 더욱 나빠진 듯한 기분이 든다.'라고 말해 왔다.

검사 성적

후각이 남보다 뛰어나기 때문에 보통 사람은 느낄 수 없는 땀 냄새라도 본인은 느낄 수 있을까, 라고 생각하여 후각 테스트를 시험해 보았다. 그 결과는 정상이었다.

또한 YG 테스트는 B류.(불안정 부적응 적극형)

시마다 식 신경질 검사에서는 건강성 6, 사회성 3, 정서성 11, 모두 20으로 정서 적극형으로 특히 정서성 건강성이 높게 나타났다.

□증례2──여성, 19세

귀지는 건성. 따라서 액와 다한증이기 때문에 타각적으로 액취는 그다지 없을 것이다.(제4장의 액와 다한과 암내) 국소 다한이 현저했다. 그리고 본인도 체취, 특히 액취에 대해서 타인으로부터 말을 들은 적은 없다고 말하고 있다. 그런데도 그녀는 다음과 같이 호소하고 있다.

'회사의 남자 직원은 내 옆에 올 때, 반드시 담배를 피우면서 온다. 그리고 어쩐지 침착하지 못한 듯이 코를 손으로 대거나 코를 훌쩍거리고 지나간다. 내 뒤를 지날 때는 멀리 돌아가거나 한다. 그래서 나는 남에게 폐를 끼치고 있는 것은 아닐까 라고 항상 걱정이 되어 일에도 열중할 수 없다. 게다가 남을 의식하면 국소 다한과 함께

전신이 뜨거워지고 땀을 흘려서 대인 관계가 정말 곤란하다.’

이 다한증은 정신적 발한에 의한 심인성이기 때문에 국소 다한을 제거하는 목적으로 소제법의 수술을 실시했다.

1년 후에 내원한 환자는 ‘겨드랑이 밑의 다한이 제거되어 차츰 주위 사람들에게 신경쓰지 않게 되었다. 어째서 그렇게 고민했었는지 나 자신도 모르겠다’고 말하였다.

검사 결과

후각 테스트는 4, 66으로 정상.

⟨표38⟩

증례	성명	연령	발병 연령	정청 건연	수 술	타각적 소견	
						액모	액취
1	A	♀51	34	−	전기분해응고 절제법 2회	−	−
2	B	♀19	17	+		±	−
3	C	♂20	19	−	절제법	±	−
4	D	♀50	47	−	절제법	−	−
5	E	♀45	22	−	전기분해2회 절제법	−	−
6	F	♀35	20	+	-	+	−
7	G	♀47	42	−	전기분해 절제법	−	−
8	H	♂26	20	−	전기응고⑥	−	−
9	I	♀32	20	+		⊕	−
10	G	♀33	20	−	절제법	−	−
11	K	♀40	39	−	전기분해⑤	+	−
12	L	♀38		−		−	−
13	M	♀22	18	+		+	−
14	N	♀36	20	−		−	−
15	O	♀47	27	−	전기분해⑤	−	−

YG 테스트는 E류.(불안정 부적응 소극형)

신경질 테스트는 건강성 4, 사회성 4, 정서성 7 등으로 다소 신경질적인 정도였다.

□증례3──남성, 20세, 학생

절제법을 1년 전에 받았지만 상처 주위에 겨드랑이 털이 약간 남아 있다. 그래서 작은 아포크린선이 남아 있는 것이 걱정되었기 때문에 다시 수술을 해서 겨드랑이 털의 재생도 없어졌다. 그러나 5개월 후에

〈표38〉

자각적 증상			제 검 사			치료법	전귀 (轉歸)
액취	국소 다한	전신 다한	후각도	성격	신경 질도		
	−	−	4.66	B	20	소제법 2회	증악
			4.66	E	15	소제법	경쾌
	±	+	4	C	14	소제법	불변
	−		4.66	AE	14	〃	불변
	+		8	A	14	〃	경쾌
+			8.44	B	21	〃	치유
	±		3	E	20	〃	치유
			소실	E	20	〃	치유
		+	4.66	AE	19	〃	경쾌
	+	+	4	E	14	정신요법	불명
			5.66	A	17	소제법	불변
+	±	+	4	C	18	정신요법	경쾌
+	±	+	4.66	AE	19	소제법	불명
	−	−	2.66	B	14	소제법	불명
			6	E	8	정신요법	경쾌

아직 냄새가 남아 있다며 내원했다.

타각적으로는 조금도 냄새는 없다. 그래도 납득하지 못하기 때문에 약 20명의 정상인에게 이취가 있는지 어떤지를 확인해 받았다.

결과는 '없다'였다. 그러나 본인은 '뭔가 종이 타는 냄새, 담배 연기와 같은 냄새가 난다. 모두가 이상한 얼굴을 한다'고 말했다. '없다'라고 설득해도 환자는 '선생은 땀을 흘린 곳을 모른다'고 반박하는 형편이었다. 그래서 역전까지 마라톤을 시켰다. 숨을 몰아쉬고 돌아온 즉시 냄새를 맡아 보았지만 역시 냄새는 없었다. 본인에게 그것을 설명하자 울기 시작했다.

검사 성적

후각 테스트는 4로, 정상 범위였다.

YG 테스트는 C류.(안정 적극형)

신경질 테스트는 건강성 2, 사회성 4, 정서성 8 등으로 비협조적이었다.

또한 기분의 변화를 볼 수 있어, 정서성이 평균보다 높아져 있었다.

그 밖의 증례 중에서 특징적인 것을 들어 보면, (증례5)에서는 자율 신경 실조증(갱년기 장해)에 의한 전신 다한 때문에 액취가 증가한 것이 아닐까 라고 고민하고 있었고, (증례6)은 유전 관계를 고민해서 부모를 증오하고 독신을 고집하고 있었다. (증례7)은 갱년기 장해에 의한 전신 다한 때문에, (증례8)은 전기요법 후의 국소 다한과 유전 관계를 괴로와하고 있었다. (증례9)는 대인 공포증과 같은 상태가 되어 있었다. (〈표38〉 참조)

노이로제양 환자의 특성

□임상적 조사

암내 환자 중에는 단순히 신체적인 고민 뿐만 아니라 노이로제와 같은 상태로 몰릴 때까지 정신적 고통을 안고 있는 경우가 있다.

그런 증상의 환자의 증례는 〈표38〉과 같지만, 저자는 그 증상을 임상적으로 또는 병태의 특이성 등의 면에서 조사, 분석을 해 보았다.

□임상적인 특장(特長)

① 발병 빈도
500건 중, 15건에서 2.4%를 볼 수 있었다.

② 연령, 성별
남성에 대한 여성은 남성 2 · 여성 13으로 여성에게 많았고, 연령적인 차이는 특별히 인지되지 않았다.

③ 귀지의 건연(乾軟)
암내는 귀지와 밀접한 관계가 있지만 대부분 연성 귀지였다. 더구나 3건이 건성 귀지였다.

④ 기왕의 수술

액취 및 다한을 신경쓰고, 여러 가지 요법을 받고 있었다. 전기 응고법을 받은 것이 6건이며, 절제법을 받고 있는 것이 6건이었다.

⑤ 겨드랑이 털

절제법을 받은 사람은 거의 겨드랑이 털이 없거나 있어도 극히 적었고, 전기 응고법을 받은 사람도 거의 같다고 할 수 있었다.

⑥ 자각적인 증상

(A) 액취 : 액취를 강하게 자각하고 있었다.

(B) 국소 다한 : 이전에 수술받지 않았던 증례는 다한이 강하고 절제법을 받고 있는 사람은 거의 없었다. 전기 응고법을 받고 있는 사람에서는 오히려 많아지고 있었다.

(C) 전신 다한 : 전신에 다한이 있다. 사춘기, 갱년기에 많은 것은 자율신경 실조에 관계가 있지 않을까 라고 생각되었다.

⑦ 후각의 문제

성격, 신경질의 정도가 정상 범위라도 후각 이상 때문에 정상인이 생각하고 있는 이상으로 이 액취를 강하게 받아 들이고 있는 경우가 있었다.('제7장 후각과 암내' 참조)

이들 노이로제 환자의 검사에는 후각의 정도를 판정할 필요가 있었다.

⑧ 성격에 대해서(YG 테스트)

기질적(신체적)인 병이라도 성격에 따라 그것이 차츰 가중되어 가는 경우가 있었다. 사람은 일단 병에 걸리면 그 환부에 심적 에너지를 집중하기 쉬워져 감각이 예민해지고 증상이 증대되어 실제 이상으로 느끼는 경우가 있다.

이런 현상은 환자의 성격에 의해 좌우된다. YG 테스트는 B류 3, E류 6, AE류 2로 BE의 정서 불안정형이 73.3%였다. 앞의 암내에 있어서 YG 평균치 29.3%보다 매우 고율이 된다.(〈표〉 참조)

[주]:S보고에 의하면, 체취를 호소하는 환자는 내향적으로 마음이 약하고 고독을 좋아하고 사회성이 부족하다고 하는 분열성 기질이 모든 증례에 인지되어 있다고 하였다. 그리고 N보고에 의하면, 겁이 많고 소심하고 자신이 없고 미숙하고 의존적인 한편 꼼꼼하고 자존심 이 강하고 또한 지기 싫어하고 결벽한 윤리감에 있다는 모순하는 경향 이 있다고 하였다.

⑨ 신경질성 경향에 대해서(시마다 식 신경질 측정법)

보통 사람에게는 극히 가볍게 느껴지는 것을 훨씬 강하게 느끼는 것을 신경질자라고 생각하고 있다.

이 신경질 정도의 검사(신경질도)에서는 건강성 4.1, 사회성 3.2, 정서성 8.8로 총합을 평균하면 16.1로 신경질도는 높고 또한 정서성이 높은 결과를 볼 수 있다.

□환자의 특장(병태의 특이성)

이 환자들이 호소하고 있는 것을 정리해 보면,
① 자신의 몸 어디에서부턴가 특유한 냄새가 새어 나오고 있다.
② 그것이 옆에 있는 타인에게 불쾌를 준다.
③ 그 결과 타인에게 업신여겨지고, 꺼려지고 있다.
이상과 같은 특장이라고 생각된다.
그럼, 이것들에 대해서 조금 더 설명을 하도록 하자.

YG 성격 테스트(액취 심신증과 암내 환자와의 비교)

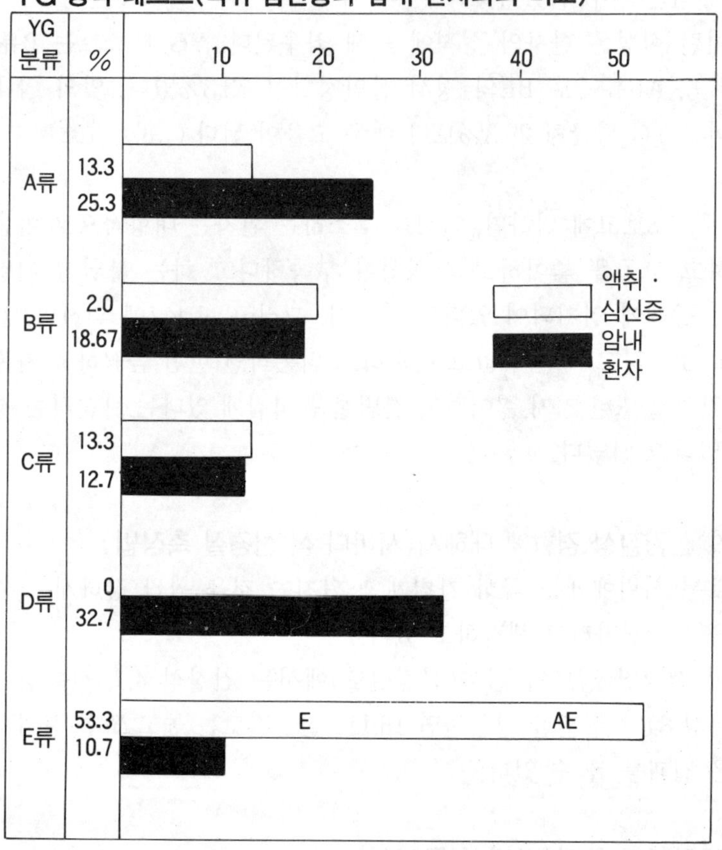

시마다식 신경질 테스트

	H(건강성)	S(사회성)	E(정서성)	계
액취 · 심신증	4.1	3.2	8.8	16.1
암내 환자	2.84	1.53	6.99	11.36
정 상 인	3.00	1.81	7.32	12.13

발병시의 상황

발병 상황을 검토해 보면 환자는 모두 자신의 몸에서 발산한다고 한다. 이 점은 외부로부터 환자 쪽으로 냄새가 감돌아 온다고 하는 정신병성 환각과는 질적으로 다르다.

냄새를 본인도 액취라고 자각하고 있는 경우와 오히려 주위 사람들의 객관 정세에 의해 판단하고 있는 경우가 있다.

예를 들면 제3자의 입장에서 보면 무의미하다고 생각되는 친구들의 세세한 행동(코를 훌쩍거린다, 기침을 한다, 손수건을 사용한다, 자리를 옮긴다, 창문을 연다 등)을 모두 자신의 액취 때문이 아닐까 라고 의심한다.

또한 환자를 향해서 '냄새' 등의 조롱이나 모욕의 말, 혹은 친구들이 주고 받는 대화, 환자에게 던지는 무의미한 말 등이 모두 자신의 액취 때문이라고 믿고 관계 망상적이 되어 호소하곤 한다.

체취의 확실성

자신의 몸에서 액취가 나오고 있다고 하는 확신은 매우 강고하고 또 그것이 신체적인 면에 의해서 초래되고 있다고 믿고 있다.

따라서 전기(前期)와 같이 병원 등을 찾아서 수술을 받고 있으며 모든 환자는 '기질적(신체적)으로 이상이 없다'고 하면 매우 낙담하고 적극적으로 수술을 받기를 희망한다. 따라서 신경과에 대한 수진에 대해서는 거절적인 불신적인 태도를 보인다.

냄새의 심리적인 의미

환자의 대부분이 남에게 폐를 끼치고 있다고 하는 죄책감에 시달리고 있다.

장면 상황에 대해서

대인 관계에 있어서 심리적으로 환자는 괴로워하고 있기 때문에 혼자 있을 때는 그다지 걱정이 되지 않지만 학교나 직장, 또는 왕복 전차 안 등의 경우는 강하게 호소하고 집이나 병원에서는 냄새를 느끼지 못한다는 특성이 있다.

즉, 그 장면, 대인 관계에 있어서 심리적 긴장도에 의해 좌우된다.

대인 관계

이상의 사실로부터 타인으로부터 업신여겨지고 소외.당한다고 믿고 대인 관계도 소월해져서 자폐적이 되는 경향이 있다. 그러나 정신적 질환과 같이 자폐적인 껍질에 갇히는 것이 아니고 적극적으로 이것을 해결하기를 바라는 것이 특징이다.

□경과

이 환자들의 냄새의 종류는 질병의 경과 중에 변화하는 경우는 없다. 더구나 각종의 치료법을 시험해 보고 있기 때문에 오히려 치료되기 어렵다. 그러나 정신분열증으로까지 이행하는 경우는 없는 것 같다.

[주] : 장기간의 치료에도 경쾌하지 않는다. 그렇다고 해서 증상도 악화되지도 않는다. 다른 보고에 의하면 분열증으로까지 이행한 증례도 있다.

그러나 암내는 막연한 체취와 달리 한정된 장소(예를 들면 겨드랑이 밑, 외음부)에서의 경우이기 때문에 치료하기 쉬운 이점이 있다.

절제법에 의해 액모부 모두를 절제해도 아직 그 주위에 남아 있는 경우도 있다. 또한 전기 분해법 등으로 인해 액취는 경감해도 아직 액와 다한이 있기 때문에 액취가 난다고 믿고 있는 경우도 있다.

그런 경우에 저자의 소제법을 시험해 보았다. 그 결과는 앞에서 서술한 (증례1)과 같이 수술을 반복함에 따라서 증악한 것, (증례3)과 같이 증상이 변하지 않는 것도 있었다. 그 밖의 것은 (예2)와 같이 모두 경쾌하여 증례에 따라서는 완전히 치료된 것을 볼 수 있었다.

따라서 암내와 같이 특정한 냄새를 호소하는 경우는 이상에서 서술했듯이 여기에 대한 각종의 치료를 시험해 봄으로써 신체면의 인자가 제거되고 따라서 심리적인 면에도 자신을 가질 수 있을 것이다.

□병태의 진단명

어떤 신경과 의사에게 병상을 설명하고 정신과의 관점에서 이런 환자들을 어떻게 보고있는 지를 물어 보았다.

① 갱년기 울병의 심기 증상(끙끙 걱정하는 증상)으로서 파악되는 것에는 (증례1 · 4 · 7)

② 신경증의 심기증으로서 파악되는 것에는 (증례6)

③ 분열병의 심기 망상으로서 파악되는 것에는 (증례3)

④ 울병의 심기증으로서 파악되는 것에는 (증례2)

그 밖의 증례는 증상을 간략히 하고 있기에 생략하였지만, 그것과 관계있는 전문 분야에 있어서 견해가 이렇게도 다를까 사실 놀랐다.

그러나 이 증후군들을 어떻게 진단을 하고 있는지 지금까지의 문헌을 통틀어 조사해 보면 학자에 따라서 가지각색이므로 과연 어떤 병명을 붙여야 좋을지 판단하기 곤란한 경우가 많은 것 같다.

저자는 앞의 심신의학적인 관점에서 이 증상을 광의의 심신증으로 간주해야 한다는 견해를 취하고 있다.

120

[주]：이 병태의 질병학적인 위치 설정은 1903년 P. Janet의 저서에서 볼 수 있는 강박 신경증의 권내에 포함시켜서 생각되고 있었다. 또한 A.A. Briel, G.H. Davidson은 환취라고 하는 형태로 생각하고 있었다.

U.J. Durands는 멜랑꼴리성 망상, 또는 '어떤 종류의 심기증자'라고 말하고 있다.

K. Von. Walter는, 'Phobische Beziehungs Syndrom(체취 공포)'라고 하는 말로 표현하며 사회와 독특한 관계를 가진 질환군이라고 말하고 있다.

여기에 따르면, 추형(醜型) 공포와도 일련의 관련이 있어 타인이 있는 곳, 주위와의 관계가 있는 곳에서만 체취의 호소가 나타난다는 것이다. 그 경우 적면 공포나 피부 발한 등을 수반하게 되지만 혼자 있을 때는 이런 증상들이 나타나지 않는다는 사실을 강조하고 있다.

한편, S씨 등은 '본질환군은 분열증에도 또한 신경증에도 넣기는 곤란'하다고 해서 '만성 환각증'이라고 하는 호칭을 사용하고 있다. 이것에 반해 N씨는 '질환을 단위로 보면 신경증이나 분열증적'으로 생각하고 있다.

그러나 오랜 경과 중에 판단한 것도 있다. 그 호소가 특수하기 때문에 분열증이라고 생각하면서도 결정짓지 않고 고정된 증상을 지속하는 증례도 있다. 또한 정신요법으로 경쾌한 신경증의 증례도 있기 때문에 일률적으로 결정할 수 없어 막연히 '체취를 호소하는 환자'라고만 표현한다.

K씨는 이것을 '내가 싫어하는 냄새를 발산시키고 있는 환자'라고 길게 명명하고 있다. M씨는 '만성 환각증'이나 '만성 활취증'이라고 하는 진단명에는 찬성하기 어렵고, '추형 공포나 적면 공포증에 가깝다'고 말하고 있다.

암내는 아포크린 땀에 의한 것으로, 액취와 다한을 주체로 하는 병태이다. 액와 다한에 의해 액취가 증악한 이 액와 다한은 정신적 스트레스에 의해 증가한다.

이와 같이 신체적 인자와 정신적 인자와의 양쪽이 강하게 관계해서 이상과 같은 증후가 되고 신경증과 같은 증후가 된다. 그러나 신경증이라고 확언할 수 없는 특수성이 있다.

이것들을 아울러 생각하면 이 증상은 광의의 심신증 범위에 넣어야 하는데, 이것은 앞에서 설명한 대로이다. 이 심신증적 액취증에 대한 치료에 대해서 저자는 질색하는 편이다.

왜냐하면 이 환자들은 아무리 자세하게 설명을 해줘도 이해하지 않고 오직 슬퍼할 뿐이다. 그 대부분의 환자가 앞에서 서술했듯이 체취의 그 자체보다도 오히려 타인을 불쾌하게 하고 그 결과 타인으로부터도 기피당한다고 믿고 있다.

또한 그 주장이 강하고 적극적으로 방법을 찾아 수술을 받기를 희망하고 있는 것이 다른 질병과 다른 점이다.

'귀가길 전차 안에서 내 얼굴을 모두 피하고 있다.'라든가, '창문을 연다, 코를 훌쩍거린다.' 등 관계 망상적인 성격이 강하지만, 이 체취 특히 액취증은 다른 체취와 달리 치료하기 쉬운 이점이 있다.

물론 심신 상관의 다한 암내를 심리적 요법에만 의지하고 그저 걱정하지 말라고 해서는 해결되지 않는다. 암시 요법을 겸해서 국소의 다한을 소실하고 자신을 갖게 해주는 것이 선결이라고 생각한다.

그러나 이 신체적인 면에서의 해결을 도모해도 좀체로 납득을 얻을 수 없는 매우 완고한 증상인 경우가 많다.

마지막으로 한 마디 더 부언하도록 하자.

(1) 이와 같은 환자는 전문의의 말을 믿고 정신적, 신체적인 악순환을 스스로 결단낸다는 적극적인 마음을 가질 것.

(2) 또한 가령 다소 있었다고 해도 자기 자신이 걱정하고 있는 만큼

타인은 의식하지 않는다는 점을 인식하고, 증상이 있으면 있는 그대로 현실을 처리해 가는 마음가짐을 체득할 것. 즉, 정신적인 뻔뻔스러움을 갖는 것이 병으로부터 제일보이다.

(3) 증상이 강하다고 확신하고 있는 환자는 적극적으로 저자가 개발한 소제 요법을 받고 신체증상을 우선 제거하는 것이 중요하다.

(4) 또한 절제법 등으로 액모가 소실되면 아포크린선은 존재하지 않는다. 가령 절제법·전기 응고법 등을 받고 액모가 몇 개인가 남아 있어, 심각하게 고민하고 있는 증례가 있지만 그 작은 액모에 붙어 있는 아포크린선으로는 타인에게 폐를 끼칠만큼 액취는 나오지 않는다는 점을 인식해야 한다.

이상과 같은 점을 명심하고 밝고 명랑한 인생을 설계하도록 해야겠다.

제 10장

신체 구조와 암내

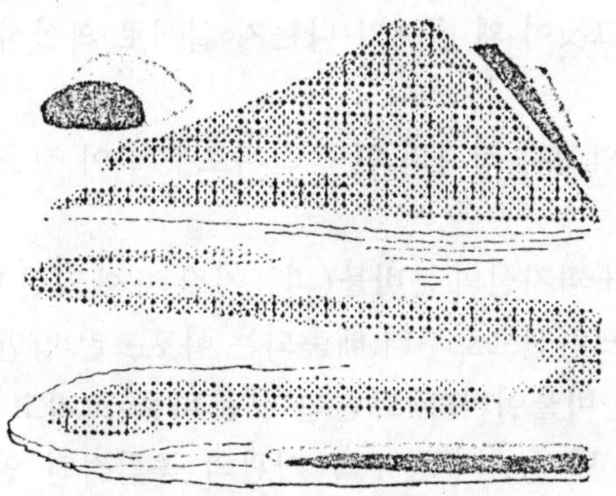

암내는 왜 일어나는가?

이 점에 대해서는 지금도 미해결의 문제가 많이 남아 있다.

그러나 해명되고 있는 긍정적인 측면도 있는데, 이것들을 이해하기 위해서는 암내의 해부학적인 지식 및 생리학적인 지식이 필요하게 된다. 그래서 신체 구조에서 본 암내에 대해서 설명을 덧붙여 보기로 하겠다.

개략을 서술하면 다음과 같다.

암내의 원인은 아포크린선으로부터 배출되는, 아포크린 땀이 원인이라는 사실은 우선 틀림없다. 원래 이 아포크린 땀은 그 자체에 냄새는 없는 것 같다. 그것이 왜 냄새가 나는지 실제로 확실히 밝혀지지 않고 있다.

지금까지의 학설과 저자의 연구 결과로부터 이 점을 추론하면 다음과 같다.

아포크린 땀＋피지선의 분비물(피표지질)＋에크린 땀＋세균＝암내

암내는 아포크린선으로부터 배출되는 아포크린 땀만이 원인이 아니고 피지선의 분비물이나 에크린선의 분비물 그리고 세균의 소금과 같은 겨드랑이 털 등, 피부 부속 기관의 종합적인 인자가 덧붙어서 그 2차적 분해 산물이라고 봐도 틀림없다고 생각했다.

따라서 이런 피부 부속 기관의 해부 생리가 암내의 원인을 찾는데 있어서 중요한 것이다.

피부는 신체를 보호하고 그 건조를 방지함과 함께 촉각, 온도감각, 통각 등의 감각을 전체에 온통 둘러치는 막이라고 한다. 조직학적으로 보면 몇 층인가의 구별이 가능하지만 대개 표피와 진피의 두 층으로

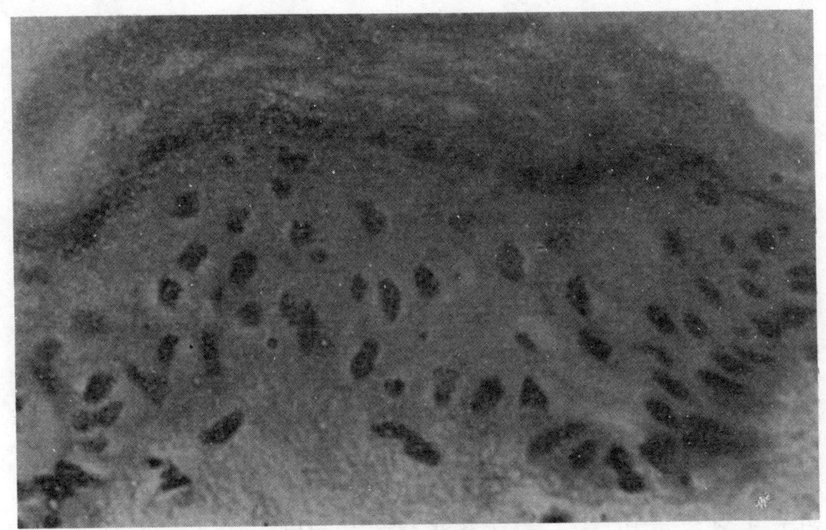

_{〈사진4〉} **표피 세포의 구조**

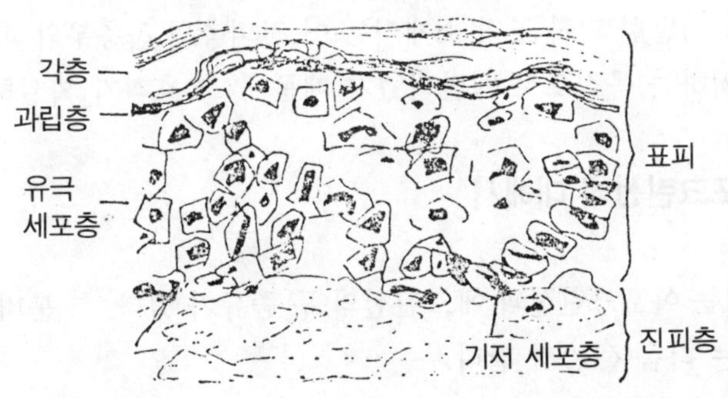

나눠져 있다고 생각해도 좋을 것이다.

　표피는 상피 세포라고 하는 편평한 세포가 몇 겹이나 겹친 막으로 그 두께는 두꺼운 경우 발바닥의 1.33mm, 손바닥이 0.7mm 정도. 그리고 대부분의 피부면에서는 0.5∼0.15mm 정도에 불과하다.

표피의 상피 세포는 최상층에서 밀접해 있지만 아래쪽은 세포 사이에 다소의 간격을 남기고 있다. 이 사이를 통해서 임파액이 증발해 가고 최종적으로는 최표층을 통해서 외부로 나가는 것이라고 추측된다. 이것이 불감 증발(설)이다.

이 표피의 기저부(基底部)가 신생되어 점점 표층으로 향해 성장해 가서 마침내 각화(角化)하여 소위 때의 한 성분이 되어 떨어져 나간다.〈사진4〉

표피층 아래에 있는 것이 진피층이다. 피부의 대부분을 형성하고 있는 진피층은 결합직 선유(腺維), 탄력 선유, 활평근 선유로 되어 있다.

이 진피 속에는 혈관, 임파관, 신경, 피지선, 모근, 땀샘 등이 있고 피부의 영양, 분비 감각 등 주요한 작용을 한다.

치료의 항에서 설명하겠지만 암내를 확실히 치료하려면 이 진피의 하층에 있는 땀샘을 제거하면 된다.

저자가 개발한 피하 조직 소제기는 이 진피층의 하층부와 피하 조직부를 제거하는 목적으로 개발되었기 때문에 그 효과가 확실하다.

□아포크린선에 대해서

땀샘에는 아포크린선과 에크린선의 두 종류가 있다. 그 분비물 배출의 차이는 다음 〈표〉와 같다.

아포크린선이야말로 암내의 주요 원인이기 때문에 조금 자세하게 설명하면 액와부·유수·외음부·항문부·배꼽 주위 등 한정된 부분에만 존재하고, 단단한 털과 관계가 있다. 이 외에도 외이도(정청선), 안검(첩모), 유선도 또한 아포크린선에 속해 있다.

인류 및 침팬지를 제외한 포유 동물의 땀샘은 에크린선보다도 아포크린선이 많고 방향선(Duftdruse)으로서 이성을 유혹하기 위한 중요한

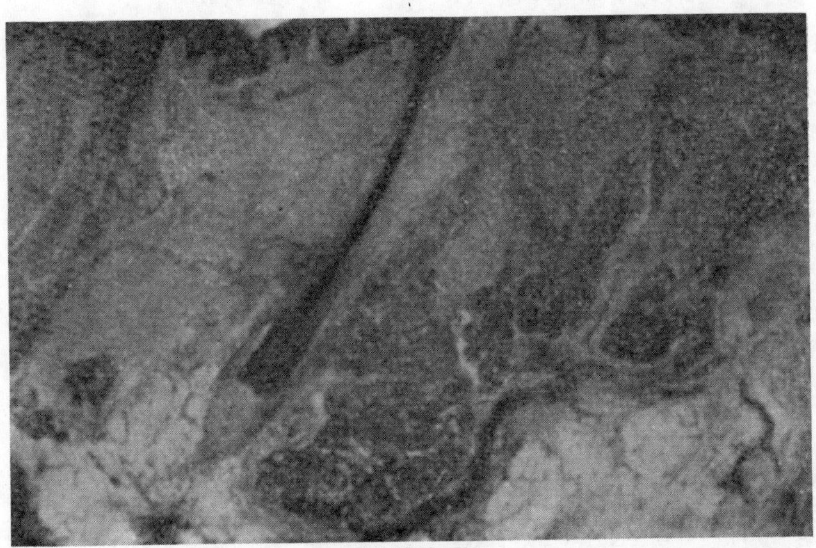

〈사진5〉 **피부의 구조**

아포크린선은 다소 엷게, 에크린선은 에오신으로 진하게 물들기 때문에 확실히 구별할 수 있다. 각각의 선의 배출관이 깨끗하게 나와 있다.

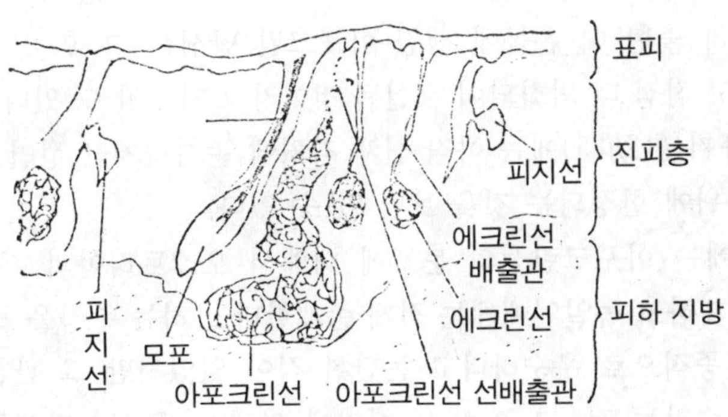

땀샘 ┌ ① 에크린 땀샘……표피에 직접 배설된다.
     └ ② 아포크린 땀샘……암내와 관계가 있고 겨드랑이 털 부분에서 배설된다.

128

기능을 하고 있다.

더구나 아포크린 땀샘은 에크린 땀샘과 달리 포유류의 어떤 것에서는 유모부에 널리 분포되고 있지만, 인간의 경우는 반대로 에크린선이 많다.

인종에 따라서는 아포크린 땀샘의 존재가 흔적적으로 되어 있다. 그리고 유모부에 아포크린 땀샘을 보유하는 동물은 일반적으로 온열 자극에 의해 전신에 발한하는 경우는 없는데, 만일 있어도 매우 미량이기 때문에 체온 조절에 그다지 관계가 없는 것 같다.

[주] : Schiffendecker(1917)은 일반 포유 동물을 아포크린선 동물, 인류를 에크린선 동물이라고 부르고 양선의 중간형인 원류를 혼합선 동물이라고 불렀다.

이 비교 해부학적인 견해에서 보면, 아포크린 땀샘은 계통발생상에서 오래된 땀샘이고, 에크린 땀샘은 젊은 땀샘이라고 하는 가설을 세우고, 인류도 진화의 초기에는 아포크린 동불의 시기가 있었던 것으로 상상된다.

인류의 출현 때 온몸에 생긴 아포크린 땀샘은 그 후 일정 부위를 제외하고 점점 더 퇴화되어 소실된 것이라고 가정할 수 있다. 즉, 유아기, 유유기(乳幼期)에는 아직 신체 각처에 존재하지만 성인 이후로는 특정 부위에 한정되는 것을 보면 알 수 있다.

과거에는 아포크린선의 분포에 대해서 오스트리아의 흑인에게는 널리 존재하고 독일인에게는 적게 존재한다고 하는 주장을 하며, 독일인이 인종적으로 우수하다고 논단한 적이 있었지만 그 관찰의 예는 매우 소수라는 점, 그 후 많은 학자에 의해 아포크린 땀샘의 분포는 인종적인 차이보다도 개인적인 차이가 현저한 점이 지적당해 오늘날에는 전혀 문제시 되지 않는다.

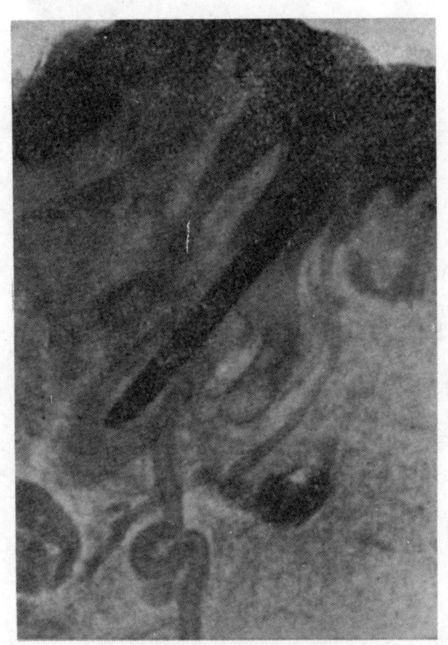

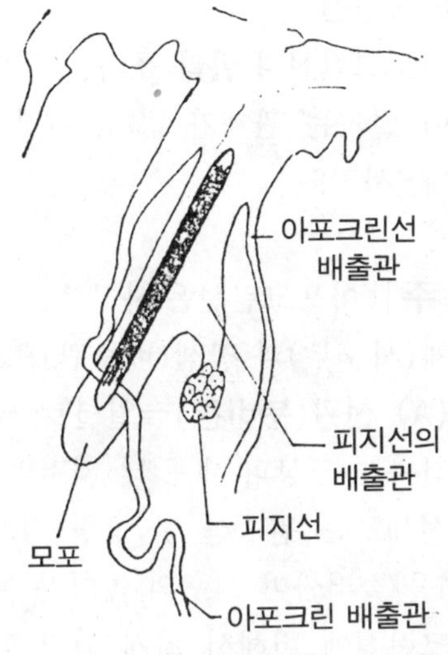

아포크린선·피지선의 배출관이
모포로 나와 있다.

〈사진5〉 피부의 구조

□아포크린선의 구조

아포크린선

아포크린선은 에크린선에 비해서 선체(腺體)가 크기 때문에 '대한선'이라고도 일컬어지며, 아포크린선은 피부 심부의 피하 조직 속에 있고 뱀이 몸을 도사린 듯한 모양의 사구장(糸球狀)으로 되어 있다. 〈사진5〉

아포크린선의 배출관은 피하 조직을 표피 쪽으로 올라가서 경모가 표피로 나오는 부분으로 열려 있다.

피지선

피지선은 아포크린선의 배출관 조금 아래쪽으로 열려 있다.〈사진6〉

에크린선

아포크린선과 달리 표피층의 표면에 직접 배출관이 나와 있어 겨드랑이 털과는 관계가 없다. 이것은 암내 발생의 중요한 인자가 되고 있다.〈사진5〉

[주] : 아포크린선은 사구부를 가진 관상선(사구선＝Coil gland)으로 선체(사구부)와 땀샘(배출관)으로 되어 있다.

(A) 선관(분비관)＝일렬로 늘어선 분비 세포(선세포)와 이것을 둘러싸는 근상피 세포 및 기저막으로 되어 있다.

선세포는 원주상 및 방형(方形)의 세포로 1층을 이루고 선강(腺腔)을 둘러싸며 세포의 높이가 여러 가지이다. 선강은 요철 불평으로 에크린선에 비해서 넓게 되어 있다. 또한 근상피 세포 및 기저막은 에크린선과 같다.〈사진8〉

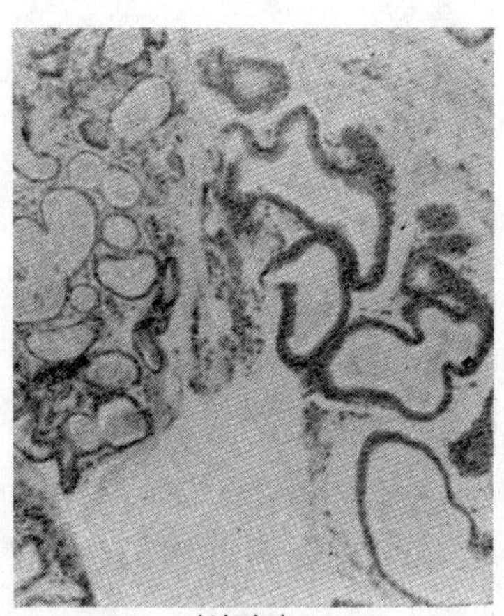

〈사진7〉a

우측에 있는 선세포가 높게 되어
있는 것은 활동기의 것으로 아포
크린 땀을 많이 분비한다.
좌측의 세포가 낮은 것은 휴식기
의 선관

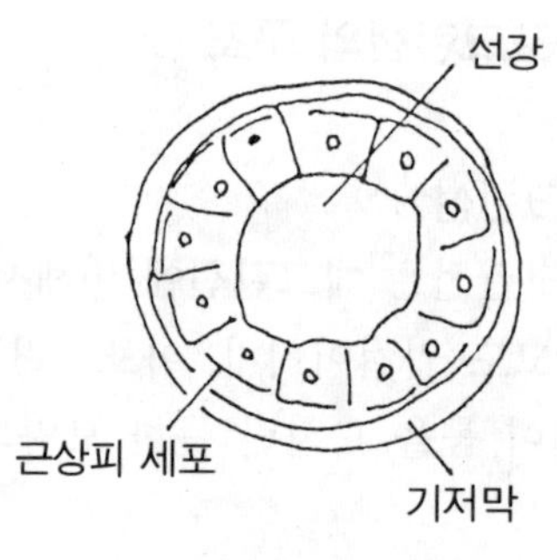

아포크린선

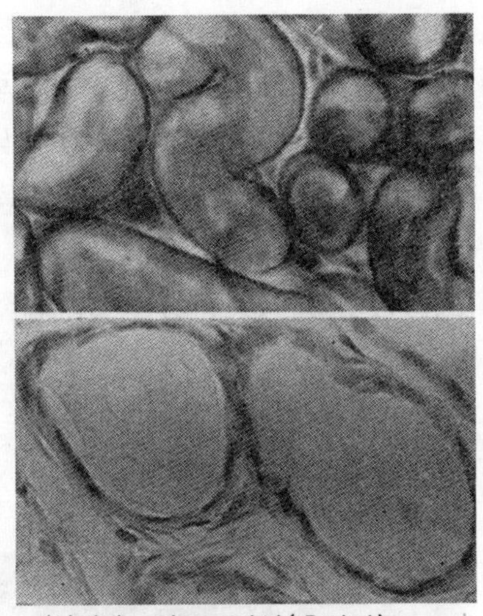

〈사진7〉c 아포크린선(휴지기)
(위) 선관은 이완성으로 확대해서 분비
물을 포함한다. (아래) 휴지기의 선세
포는 활동기에 비해 낮다.

(B) 배출관＝2층의 세포로 되어 있는 것은 에크린 땀샘과 같지만 에크린 땀샘과 달리 약하지만 호산성(好酸性)이고, 또한 곡피질(穀皮質)이 부족하다.

아포크린 땀은 어떻게 분배되는가?

아크린선은 에크린선의 약 10배의 크기로 선관 주위에 있는 근상피 세포의 수축에 의해 배출된다. 그리고 이 아포크린 땀샘은 아포크린성 분비를 하는 대표적인 분비선이라고 생각되고 있다.(〈그림1〉 참조)

[주]:아포크린성 분비란 부분 분비의 일종으로 선세포의 선단이 여러 가지의 모양으로 돌출하고 이것이 찢어지고 파괴되어서 내용이 배출된다. 이것은 피지선 등의 전분비선──선세포 자체가 분비물이

되는 것과는 다른 특색이다.

또한 그 분비는 서서히 소량으로 1회의 자극에 의한 분비량은 1ml 이하이다. 또한 끊임없이 분비하고 있는 활동기가 계속되고 있는 것이 아니고 오랜 휴지기기 있다.〈사진7〉

□아포크린땀의 성분

아포크린 땀은 pH 5.0~6.0으로 가끔 형광을 발하는 유백색의 점조한 액체로, 그리고 에크린 땀으로 희석되지 않는 한, 재빨리 건조해서

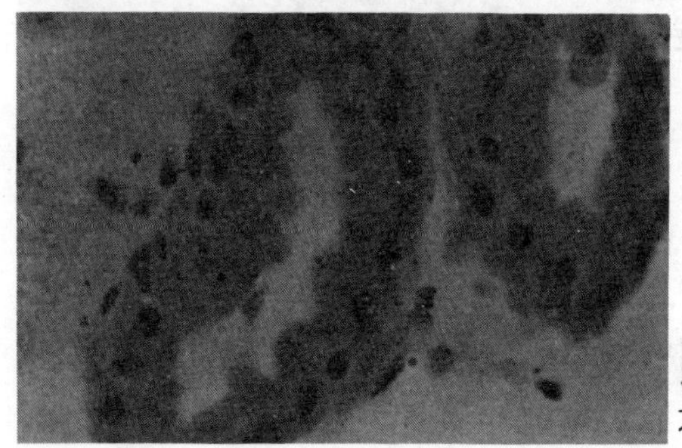

〈사진8〉 활동기의 선관으로 휴지기보다도 선세포가 높다.

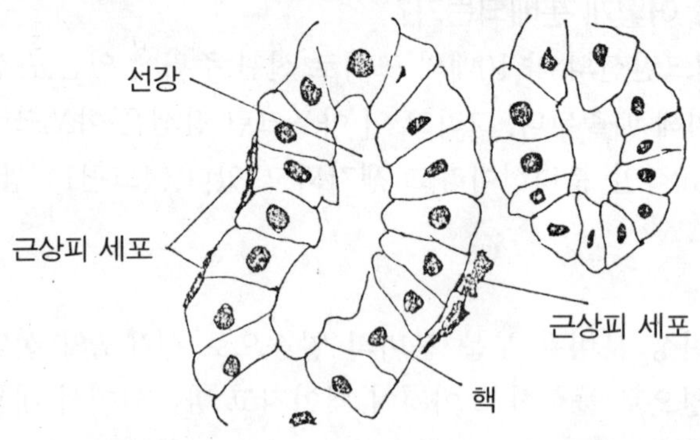

아교상의 광택 있는 고형물이 된다.

그 성분은 주로 다음과 같이 분류된다.

(a) 지질……4 종류의 지질이 분비 세포 속에 있음이 증명되었고, 그 외 중성 지방, 지방산, 콜레스테롤도 증명되었다.

(b) 철……이 철의 존재가 암내에는 특이하다고 생각되고 있다.

(c) 형광 물질……아포크린선에 특이하다.

(d) 색소……이상과 같이 아포크린선은 에크린선과 달리 색소가 포함되어 있기 때문에 발한과 함께 의복을 더럽혀서 환자의 가장 큰 고민이 되고 있다. 액와 다한증에 있어서 에크린선의 분비물은 의복을 적시는 일은 없지만 색은 그다지 묻지 않는다.

또한 철 물질을 포함하고 있는 것은 아포크린 땀의 큰 특색으로, 암내 환자의 대부분이 철 반응에 양성이다.

저자는 이 철 색소가 암내 발생에 중요한 인자를 이루고 있다고 생각하고 있다. 상세한 것은 '제12장 암내는 어째서 일어나는가?'의 항을 참조하기 바란다.

□아포크린선과 호르몬과의 관계

아포크린선은 7세경까지는 분화가 늦어져서 에크린선과 거의 같은 정도의 크기였다. 그러나 10세 전후에 호르몬의 영향을 받은 아포크린선도 증대하여 기능이 발달하였다. 생식 기능과 관계가 있어 여성에게는 유선이 커지는 변화가 선행하고 있는 듯하다.

아포크린선의 총수는 남성보다 여성에게 많고, 그 기능은 여성쪽이 빨리 시작하는 것 같다.

또한 자궁의 내막은 월경 주기에 따라 변화하는데, 이 아포크린선도 마찬가지로 주기가 있다고 본 보고가 있었지만 결론에까지 이르고 있지는 않는 것 같다.

임신과의 관계는 어떠냐 하면 임신에 의해 그 크기가 변화하는 것 같다. 저자의 임상적 관찰에서는 임신에 의해 그 기능이 활발해지는 사실을 인지하고 있다.

□ 아포크린선과 연령과의 관계

아포크린선의 원인이 되는 것은 출생 5개월경부터 발생해서 에크린선보다 빠르다고 생각되고 있다. 출생 5~6개월경에는 온몸에 존재하지만 역시 액와부, 음부에 많이 존재하고 있다.

유유아기에는 아직 신체 각처에 존재하지만 성인 이후에는 특정 부위에 한정된다. 7세경까지는 분비가 늦어 에크린선과 거의 같은 크기이다. 그러나 사춘기 무렵이 되면 전기(前期)와 같이 호르몬의 영향을 받아 점점 발육해서 아포크린 땀을 분비하게 되는데, 이것이 암내 발생의 원인이 된다.

그리고 노년기가 되면 점차 기능이 쇠약해진다. 그러나 완전히 정지하는 것은 아닌 듯하다. 따라서 암내도 폐경 이후는 감약하지만 완전히 소실되는 것은 아니다. 남성은 여성에 비해 암내가 오래 존속하는 경향이 있다.

이와 같이 아포크린 땀샘의 기능은 후각과 마찬가지로 성기능과의 관련성이 점점 상실되는 것이라고 생각된다.

[주] : Herzen Berg 등은 개인차가 커서 여자에게 빨리 위축이 일어난다고 한다. WayMemmesch imer는 수와 크기에는 변화가 없다고 생각하고 있다. O씨에 의하면, 60세를 넘으면 점점 더 위축되고 철반응도 약해진다고 한다. 그런가 하면 K씨는 이 변화는 전체적으로 일어나는 것이 아니라 수분절에만 일어나는데, 다른 분절은 정상 상태를 유지하기 때문에 노화가 진행되어도 그 비율이 다를 뿐이고 반드시

그 속에 정상 형태의 아포크린선을 발견할 수 있다고 설명하고 있다.
　그러나 저자는 이와 같이 아포크린선이 남아 있는데도 불구하고 악취가 소실되고 또 남녀간에 차이가 있는 사실로 보면 아포크린선뿐만 아니라 그 이상으로 피지선의 분비물이 중요한 인자를 이루고 있는 것이 아닐까 라고 생각된다.

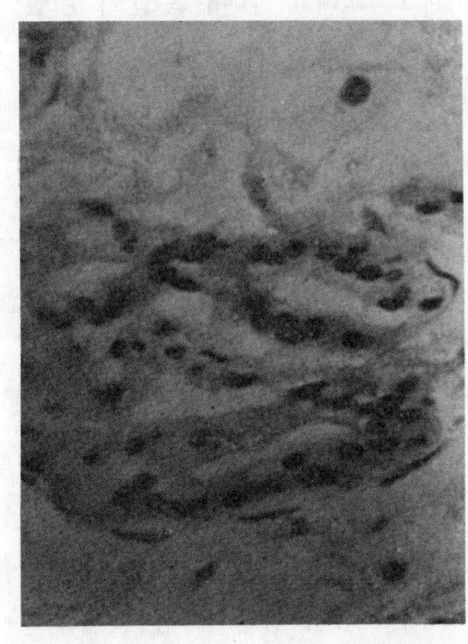

〈사진9〉 에크린 땀샘

에크린선의 구조

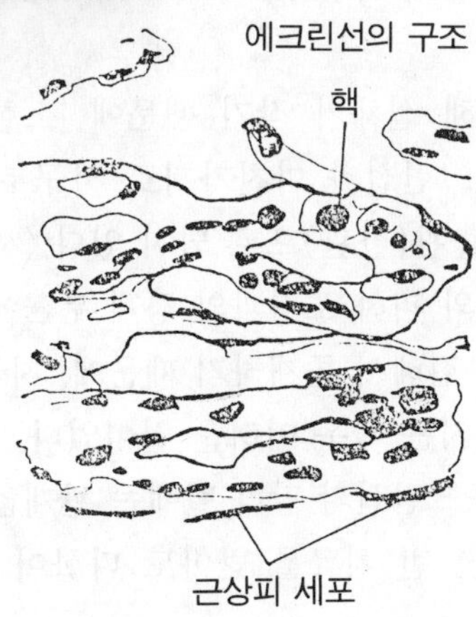

에크린선에 대해서

앞에서 서술했듯이 아포크린 땀은 에크린 땀으로 희석되지 않는 한 곧 건조한다. 에크린 땀에 의해 확산되고 그리고 암내 물질이 증발하기 쉬워진다.

따라서 땀(에크린 땀)을 흘리기 쉬운 봄이라든가 여름에는 암내의 냄새가 심해지고 겨울에는 적어지기 때문에 냄새가 가라앉기 쉬워지는 것도 이 때문이다. 이와 같이 다한이 암내의 원인에 중요한 인자가 되고 있다.

□에크린선의 구조

에크린선은 입술이나 귀두 등을 제외한 전신에 볼 수 있고 그 밀도는 부위에 따라 차이가 있다. 일반적으로 손바닥이나 발바닥부가 가장 많아 그 총수는 200만개 이상 있고, 1cm^{2}에 130개 정도가 평균적으로 있는 것 같다.

아포크린선에 비해 선체가 작기 때문에 '소한선'이라고도 불리고 있다. 이 선도 아포크린선과 마찬가지로 사구부를 가진 관상선으로 사구부(선체)와 배출관(한관)으로 되어 있다.〈사진5〉

이 사구부는 진피와 피하 조직과의 경계 부근에 존재하고 아포크린선보다 얕게 피부에 접해서 존재하기 때문에, 지금까지의 요법으로는 이 부분만을 제거하기는 매우 어려운 일이었다.

또한 이 선은 아포크린선과 달리 털에는 관계없이 존재하기 때문에 전기 분해법 등은 몇 번 치료를 받아도 다한이 제거되지 않는 것은

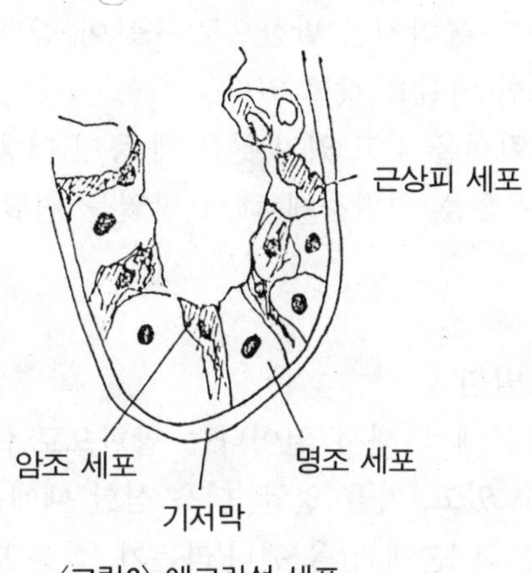

〈그림2〉 에크린선 세포

이 때문이다.

　[주]:조직학적으로는 아포크린선과 거의 같은 구조이지만 주요 차이는 아포크린선에 비해서 선관이 작고, 또한 선세포가 비교적 거무스름한 암조 세포(표층 세포)와 밝은 명조 세포(기저 세포) 두 종류가 있는 것이다.〈그림2〉

　에크린 땀의 분비 방법은 어떨까? 에크린선에서의 분비 세포는 시종, 모양을 바꾸지 않고 내면으로부터 얇은 땀을 분비한다.(삼투 분비) 이것은 앞에 서술한 아포크린 분비와는 다르다.

□에크린성 발한(發汗)의 종류

다음과 같은 원인으로 발한한다.

(a) 온열성 발한

외부의 기온이 높아지면 발한으로 수분이 증발시킴으로써 체온이 조절되는 중요한 역할을 갖고 있다.

체부에 에크린선을 갖고 있지 않은 개 등이 더울 때 큰 입을 벌리고 혀를 내밀고 호흡을 격렬하게 해서 방열을 활발히 하고 있는 것도 이 때문이다.

(b) 정신성 발한

정신적인 흥분에 의해서 일어나는 발한으로, 손바닥이나 발바닥, 액와에만 볼 수 있고, 가끔 얼굴, 더욱 심할 때에는 전신에 일어나는 경우가 있다. 흔히 '손에 땀을 쥔다'라든가 '식은 땀을 흘린다' 등으로 일컬어지는 이 땀은 정신적 발한을 가리킨다.

이 정신성 발한이 강해진 것이 손바닥 다한증이고 또한 액와부의 다한도 정신적 요소에 의해 많아져서 앞에 서술했듯이 아포크린 땀을 발산해서 암내를 강하게 하는 요소가 된다.

땀에 신경쓰면 쓸수록 다한을 낳고 암내는 강해져서 의복을 더럽히고 더욱 이것에도 신경을 쓰는 등의 악순환을 초래한다. 또한 정신성 발한은 외부의 온도와 관계없이 발한의 동기가 있으면 곧 일어나는 특색이 있다.

그 외 발한의 원인으로서 다음 사항이 있지만 암내에 그다지 관계가 없기 때문에 설명은 생략하기로 한다.

(c) 미각성 발한
(d) 콜린 원성(原性) 발한
(e) 아드레날린 원성(原性) 발한

□ 땀의 성분과 양

소변과 땀의 성분을 조사하면 소변 속의 성분의 대부분을 땀 속에서도 볼 수 있다. 그러나 성분의 양이 확실히 다르는데, 땀의 성분은 매우 엷다.

땀의 99%~99.5%는 수분이고, 0.5~1.0%가 고형물이다. 그 중에서 가장 많은 것이 식염이고 그외 유산과 요소로 pH는 5.7~6.5이다.

발한의 양은 사람에 따라서 다르며, 노동이나 그 밖의 생활 양식에 따라서도 다르지만 여름에 더울 때는 앉아서 일을 하고 있어도 하루에 $1\sim2\,l$, 또한 보행시에는 1시간에 약 $0.5\,l$의 땀을 흘린다.

암내 체질, 액와 다한증인 사람은 정신성 발한이 보통 사람 이상으로 가해지기 때문에 의류, 특히 겨드랑이 밑 부분이 저명(著明)해지기 때문에 색깔있는 의류에서는 곧 타인에게 의식되어 부끄러운 생각을 한다. 그러나 이 에크린 땀은 그 대부분이 수분으로 의복에 착색이 안 되기 때문에 아포크린 땀에 비해서 그렇게 곤란하지는 않는다.

피지선에 대해서

'제12장 암내는 왜 일어나는가?'의 항에서 서술하겠지만 아포크린 땀만으로는 암내는 발생하지 않는다.

암내의 발생에는 이 피지선의 분비물이 중요한 역할을 갖고 있다. 이 피지선에서 분비된 지질이 피부 표면으로 나와서 피표 지질이 되고 여기에 아포크린 땀, 세균, 에크린 땀이 덧붙어서 분해되어 비로소 그 특유한 냄새가 된다.

□피지선의 구조

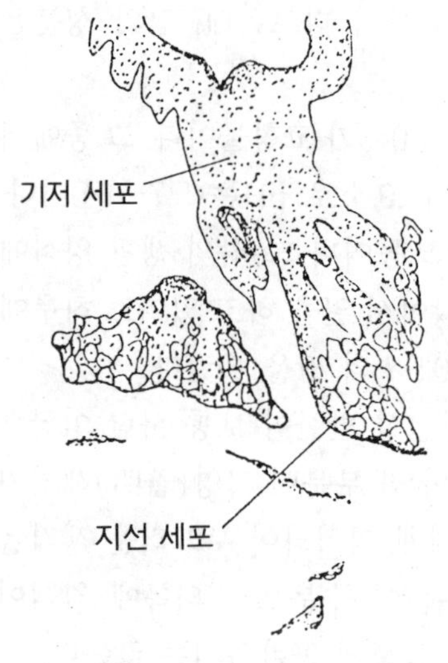

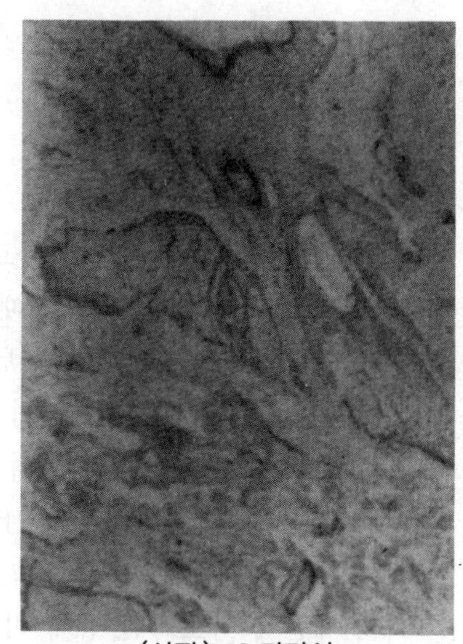

(사진) 10 피지선

이 지선은 모포에 부속해서 존재하기 때문에 털이 있는 곳에는 반드시 존재하고 있다. 털이 없는 손바닥이나 발바닥에는 없다.

피지선은 가장 바깥쪽에 정방형의 세포가 늘어서 있고, 그 안쪽에는 대소 부동의 다각형의 세포가 모여서 피지 선체가 되고 꼭 포도송이 모양으로 되어 있다. 그 배출관은 아포크린선의 배출관보다 아래쪽이고 모혈로 나와 있다.〈사진6〉

지선의 분비 양식은 선세포가 붕괴되어서 분비물이 되어 배출관에서 세포 내의 털로 전해지고 배설되고 피부에 분비되어 피표 지질이 된다.〈그림1〉

□피부 표면의 지질과 암내와의 관계

이 피표 지질(이후 '피지'라고 줄인다)은 온도 조건에 따라 그 양이 다르다. 피부의 온도가 상승하면 증가하고, 겨울에 외부의 온도가 저하되면 피지의 분비도 적어지는 것 같다.

　액취를 발하는 물질이 어떤 것인지에 대해서는 현재까지 많은 사람들에 의해 연구되어 왔다. 그러나 그 발생 기전은 차치하고 그 특유한 냄새는 피지의 분해 산물인 저급 지방산에 의한 것만은 틀림없는 듯하다.

　[주] : 피지의 성분을 순수하게 추출하기는 매우 곤란한 일이다. Kellum, Downing 등의 지질의 화학적 분석 결과에 따르면, 트리글리세리드, 스쿠알렌, 왁스 등을 검출할 수 있다. 그러나 그것들이 피부 표면에 배설되면 그 성분이 변한다.〈그림3〉

　너무 전문적이 되기 때문에 여러 연구자의 결과를 간단히 정리해 본다. 어떤 피표 지질의 성분이 되느냐 하면 다량의 유리 지방산, 콜레스테롤 에스텔, 스쿠알렌을 포함하고 있는 것이라고 한다.

　(a) 유리 지방산……트리글리세리드는 주로 피지선에서 생성되고 분비되는데 즈음해서, 피지선의 배출관 부근에서 강력한 지질 분해 효소(주로 피표 부근에 있는 세균속에 있다)의 작용을 받아 우선 지글리세리드, 이어서 모노글리세리드가 되고 다시 글리세린과 지방산으로 분해된다.

　(b) 스쿠알렌과 왁스 에스텔……스쿠알렌은 그대로 피부 표면에 이르지만 왁스 에스텔은 고급(왁스)알콜에 분해되며 이때 고급 지방산이 방출된다.

　따라서 피표 지질은 지선 세포에 의해 합성된 지질과 그것이 배설되는 과정에서 분해되어 생긴 지방산 등이 혼재되어 있다.

□지방산과 체취와의 관계

지방산에는 여러 가지가 있으며 각각 특유한 냄새를 발하고 있다. 예를 들어 지방산의 대표적인 것을 들면 다음의 〈표〉와 같이 각종의 유지에 각각 특유의 지방산이 포함되어 있다.

암내의 냄새는 이런 지방산의 어느 것에 속하는지는 아직 확실치 않다. 피표 지질, 피부의 때, 아포크린 땀, 에크린 땀, 세균 등 덧붙어서 일종의 독특한 지방산이 형성되는 것이라고 생각된다. 이 지방산에 관해서는 많은 연구자의 보고가 있다. '제12장 암내는 왜 일어나는가?'에 그 경과를 서술하고 있으니까 참조하면 된다.

[주] : 비액취의 예에서는 C_2(초산)밖에 증명되지 않지만 액취의 예에서는 C_2(초산)와 함께 C_8(카프린산)이 발견되고 또한 액와를 멸균 상태로 해 두면 $C_2 \sim C_{10}$은 전연 발견되지 않는다.

Rothmann(1954)는 체취가 카프린산에 의한 유리 휘발성 지방산으로 일어나는 것이 아닐까 라고 보고 있다.

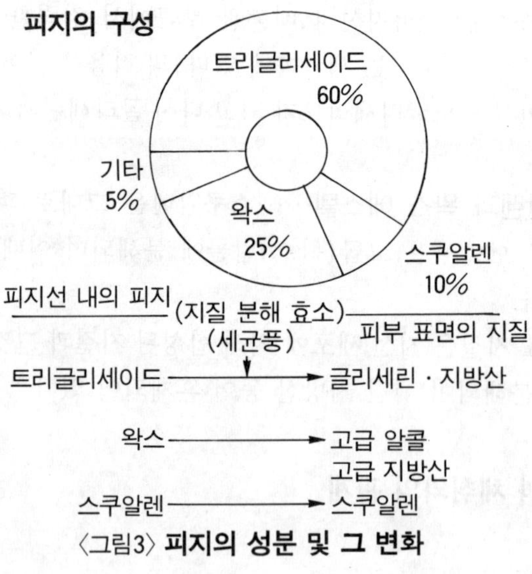

〈그림3〉 **피지의 성분 및 그 변화**

□ 연령 · 성과의 관계

생후 얼마 안 되어 피지의 배설이 많고 이 시기를 지나면 피지는 감소해서 그것이 사춘기까지 계속된다. 그리고 사춘기가 되면 지선은 비대해져서 다엽이 되고 피지량이 증가한다. 노인이 되면 여성은 급속히 그 양이 감소하지만 남성은 그다지 변하지 않는다고 한다. 이 피지선의 분비물의 양의 많고 적음이 암내의 정도와 관계가 있는 것 같다.

탄소수	지 방 산	분자식	융 점	소 재
4	낙 산	$C_4H_8O_2$	−8℃	버터
5	이소 길초산			돌고래 기름
6	카프론산	$C_6H_{12}O_2$	−1.5℃	버터, 야자유
8	카프린산	$C_8H_{16}O_2$	−16℃	버터, 야자유, 셀로유
10	카프린산	$C_{10}H_{20}O_2$	31.3℃	〃
16	팔미트산	$C_{16}H_{32}O_2$	62.5℃	일반 동물의 유지(油脂)
18	스테아린산	$C_{18}H_{36}O_2$	71℃	소기름

액모에 대해서

사춘기가 되면 제2차 성징으로서 액모가 나온다. 이 액모와 암내와는 깊은 관계가 있다.

왜냐하면 앞에서도 서술했듯이 액모에 관계가 있는 아포크린선, 피지선의 분비물이 세균 속에 있는 지질 분해 효소에 의해 분해되어 암내가 되기 때문이다.

최근의 여성은 겨드랑이 털을 깎는 것이 습관이 되었는데, 암내 체질인 사람에게는 매우 좋은 일이다. 세균의 소굴을 제거하고 청결을 유지할 수 있기 때문이다. 특히 외용약을 바를 때에는 액모를 체모하는 것이 그 효과를 발휘하는 제일의 요소가 된다.

그러나 동양인은 암내가 매우 적기 때문에 정상적으로 암내가 없는 여성이 액모를 제거하는 것은 의문스러운 생각이 든다.

신(神)은 무슨 목적으로 액모를 주셨을까? 이것은 겨드랑이 밑의 땀을 빨리 증발시켜 주는 중요한 역할을 갖고 있다.

예를 들면 지금도 바닷물의 수분을 빨리 증발시킬 목적으로 대나무 작은 가지를 많이 늘어뜨리고 있는 염전 풍경을 볼 수 있다.

이것과 마찬가지로 액모는 다한인 겨드랑이 밑에 필요하다. 구미인의 대부분은 암내이기 때문에 액모를 제거하는 습관이 있다. 그러나 암내가 비교적 적은 동양인들이 액모를 제거하는 것은 원숭이 흉내에 불과한 것이 아닐까?

그런데 암내 환자에게 액모에 대해서 질문해 보면, 여성의 74.4%는 '없는 편이 좋다'고 하며 남성들은 거의가 '있는 편이 좋다'고 희망하고 있다.

암내 수술이 얼마나 어려운지를 말해주고 있다.

□액모(腋毛)의 발생

액모는 남녀 모두 하나의 저명한 성징이다. 그리고 사춘기가 되면 제2차 성징(性徵) 중에서 가장 처음에 나타나는 것이기도 하다. 어린 아이도 발모는 없지만 배냇털은 있다.

제1사춘기 : 털은 매끈하고 드문드문하다.

제2사춘기 : 털은 곱슬곱슬하게 생기고 빽빽하며, 액와부의 피부는 착색해 있지 않다.

성숙기 : 털은 굵고 곱슬곱슬하고 빽빽하며, 액와부의 피부는 착색한다.

[주] : 일본인 여학생의 경우 액모의 발생은 만11~12세에서는 매우 드물고 털도 엷지만, 만 14세가 되면 대다수의 사람에게 나타난다. 또한 16세에는 거의 대다수가 완성되고, 17~18세에서는 거의 전부가 완성된다.

유방 발육과의 관련성을 조사해 보면 매우 밀접한 관계가 있다.

음모와의 관련은 외음의 발모쪽이 액모보다 빨리 시작되는데, 대부분 약 반 년에서 1 년간의 차이라고 생각되어 진다.

□털의 구조

털은 크게 나누면 모간(毛幹)과 모근(毛根)으로 되어 있다. 모간이란 피부 표면에 흩어져 있는 부분이다. 모근이란 피부 내에 있는 부분을 말한다. 또한 모근을 감싸고 있는 부분을 모포(毛包)라고 한다. 〈사진11〉

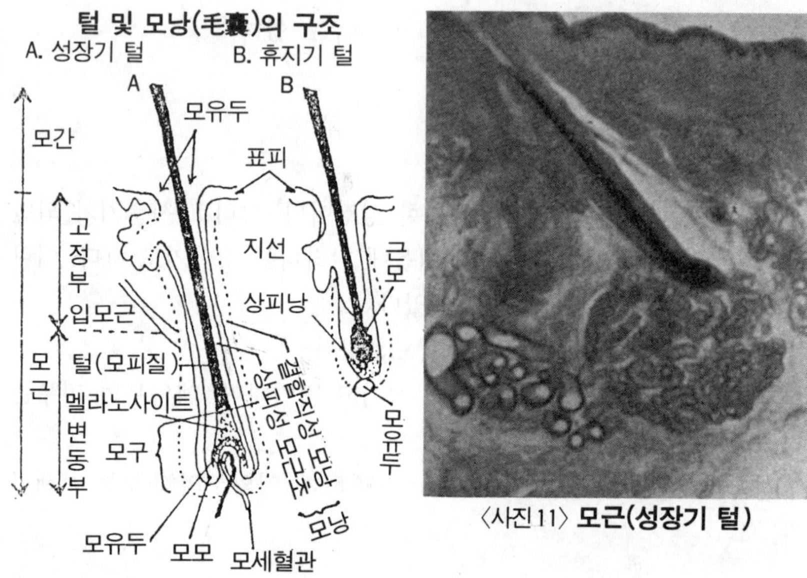

〈사진 11〉 모근(성장기 털)

모근 끝의 불룩한 부분은 모구(毛球)라고 한다. 이곳에는 오목함이 있어 여기에 모포성 결합직이 막혀 있다. 그리고 모발의 발생 성장의 원천이 되고 있다.

□ 모발의 주기

인간의 경모(硬毛)는 일정 주기로 빠진 자리에 다시 생겨난다. 털은 끊임없이 생장을 계속하는 것은 아니다. 일정 기간 생장 발육(생장기)하면 생장을 정지하고 퇴화해서 곤모(棍毛)가 되어(퇴화기) 탈락한 후에 잠시 털의 산생을 정지한다.(휴지기)

그 후 또 신모(新毛)를 재생한다. 이 현상을 모주기(Hair cycle)라고

〈표39〉 **털의 주기**

부 위	모 발 주 기	생 장 기	휴 지 기
두 부	5~7년 평균 4년	불 명	불 명
액 모	200일	〃	〃
눈 썹	150일	4~11개월	10~75일
턱 수염 치 모	7~11개월	10~18개월	12~17개월

부르고 있다.(〈사진11〉 참조)

액모는 약 200일 정도 자라지만 이윽고 휴지기가 되어 빠지는 것이다. 휴지기의 모근과 모포는 성장기에 비하면 모근의 길이가 대략 2분의 1 정도로 단축되어 있고, 모근의 하단은 곤봉 모양으로 되어 있기 때문에 곤모라고 불린다.

이 상태는 성장기의 모포에 존재하는 내모 근초(內毛根稍)가 소실되어 모포에 부착되는 입모근이 되기까지 단축하기 때문이다.

이와 같이 털에 주기가 있는 것은 저자가 개발한 수술법 후의 액모의 재생에 중요한 의미를 갖고 있다.('제14장 암내는 깨끗이 치료된다 =액모의 재생에 대해' 참조) 왜냐하면 남성 환자의 대부분이 액모의 재생을 바라고 있기 때문이다.

□생장 속도

털의 생장은 장소에 따라서 다르고 가장 높은 생장률을 보이는 것은 두발 및 턱수염이다.

생장률

액모——0.21～0.38mm

두발——0.27～0.4mm

턱수염——0.21～0.38mm

□성별 등

액모, 음모의 발육은 남녀간에 차이가 있고, 제2차 성징의 하나이기도 하다.

두모는 남성보다 여성쪽이 발육이 빠르지만, 액모에서는 반대로 남성쪽이 빠른 것 같다.

계절과의 관계를 보면, 전반적으로 여름에 발육이 진행된다. 양쪽의 차는 그다지 볼 수 없다.

액모는 비교적 조기에 감소하기 시작한다. 여성은 40대에 액모의 탈락이 시작되고, 연령과 함께 감소한다. 그리고 남성은 60대에 약간 느낄 뿐으로 연령과의 관계는 없다.

백모는 50대에 시작되지만 여성에게는 드물다.

□액모의 발생 상태

액와부를 차지하고 있는 액모의 넓이는 가지각색으로 거의 방추형(紡錘型)을 보이고 있다.

여성은 남성에 비해 발육은 약하지만 경계가 확실하다. 여성은 상완의 중심선을 따라서 가늘고 길게 퍼지고, 남성은 흉벽을 향해서 폭넓게 퍼지는 차이가 있다. 그러나 이것들도 비만의 정도에 따라 차이가 있는 듯하다.

□액모의 밀도

연령, 성, 개인차는 있지만 한쪽 액모는 거의 800개 정도가 있다.

□체모의 영향

흔히 털을 깎거나 자르거나 하면 털의 성장이 촉진된다고 하지만 실험적으로는 부정되고 있다. 그러나 체모로 인해 털이 굵어지고 색이 진해진다고 하는 것은 사실인 것 같다.

□털의 병

털의 병으로서는 황균모나 털이 탈락하는 병이 있다.
탈락하는 병 중에는 간경변·시몬즈병·갑상선 기능 하증이 있고, 특히 여성들은 에디슨병 등이 첨가된다.

제 11장

액와부의 세균과 암내

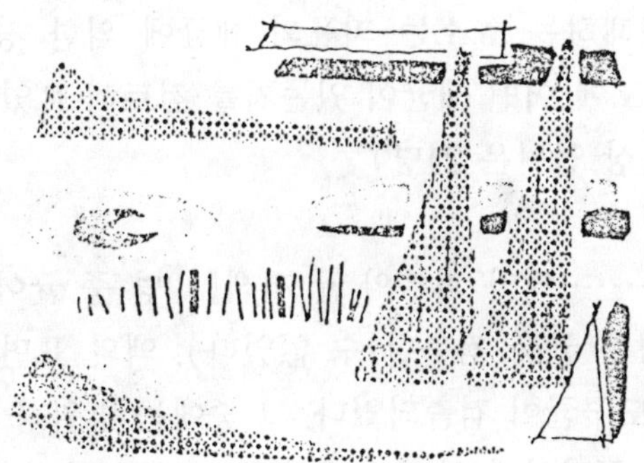

'아포크린 땀 그 자체는 피표(피부면)에 분비되었을 때 균이 없고 무취인데, 여기에 세균 감염이 가해지면 비로소 이취를 발한다'고 Shelley 는 말하고 있다.

그후 많은 연구자들에 의해서 이 사실이 확인되었다. 암내 환자 자신도 이 점은 충분히 이해할 수 있을 것이다. 왜냐하면 목욕 등으로 청결을 유지하면 암내가 없어지고 또한 살균제를 포함한 약을 바르면 냄새가 경감하기 때문이다.

겨드랑이 털을 깎는 것은 이런 세균의 소굴을 없애는데 유용하고 약제의 효과를 높이는 방법이다.

어떻게 해서 세균이 암내 발생의 한 원인인가? 이것은 '제10장 신체의 구조와 암내'에서 서술했듯이, 피지선에서 배출된 글리세리드가 배출관 부근에서 강력한 지질 분해 효소에 의해 글리세린과 지방산으로 분해되기 때문이다. 그리고 여러 가지 인자에 의해 암내로 이어진다.

이 지방을 분해하는 효소는 피표의 세균에 의한 경우가 많은데, 저자도 액와, 액모에 어떤 세균이 있는지를 검토해 보았다. 그 결과는 다음과 같다.(대상 인원은 24명)

[주]:① 피부……액와 피부의 균 검색(19명 중 균이 검출된 것은 11명이었고, 8명은 균을 검출할 수 없었다). 액와 표면의 균 검출은 약 50%에서 포도구균이 검출되었다. 그 중에는 병원성 포도균이라고 일컬어지는 코아글라아제 양성주(황색주)는 그 4분의 1을 차지하고, 나머지 4분의 3은 코아글라아제 음성주(백색주)였다. 그 외는 공중의 잡균적인 것이 검출되었다.〈표40〉

② 액모의 균 검색(5건 검사해서 5건 모두 균의 존재가 인지되었다).〈표41〉……모간부의 균 검출을 한 결과, 100%가 포도구균으로 모두 비병원성의 백색 포도구균이었다. 더구나 Shelley 등의 보고 후

〈표40〉① 액와로부터의 균 검출

인원 \ 균주	종인원		무균		프로테우스	칸디다	효모양진균	고초균
	유균자	무균자	균색종	백색종				
19	11	8	1	4	3	1	1	1

〈표41〉② 모발로부터의 균 검출

인원 \ 균주	총인원		무 균	
	유 균	무 균	균색주	백색주
5	5	0	0	5

각종의 보고를 볼 수 있는데 그것들을 들면, Baer · Ferguson 등은 액와에 항생 물질을 발라서 액취의 취기를 없앴다. 또한 straus는 Shelley와 같은 조작에 의해 이것을 확인했다.

J씨의 보고에 의하면, 액모 및 액와 피표에 있어서 세균학적 검사를 하여 액취자도 비액취자도 모두 백색 포도구균(Staphy lococcus albus)을 주체로, 여기에 극히 일부에 레몬색 포도구균(Staphylococcus cit-reus) 및 그램 음성균의 공존을 인지했다고 한다.

K씨는 Gram 양성의 쌍구균이 5건 중 3건이었다고 하는데, 다음과 같다.

백색 포도균이 5건 중 3건.

Corynecterium이 5건 중 2건.

비용혈 연쇄구균이 5건 중에 1건.

이상과 같이 여러 종류의 세균이 암내 발생에 일익을 맡고 있는 것이 확실한 듯하다. 따라서 자주 목욕하고 청결을 유지하는 것이 암내의 경감에 도움이 된다. 또한 세균의 소굴인 액모를 제거하는 것도 일리 있다는 사실을 충분히 알았으리라.

제 12장

암내는
왜 일어나는가?

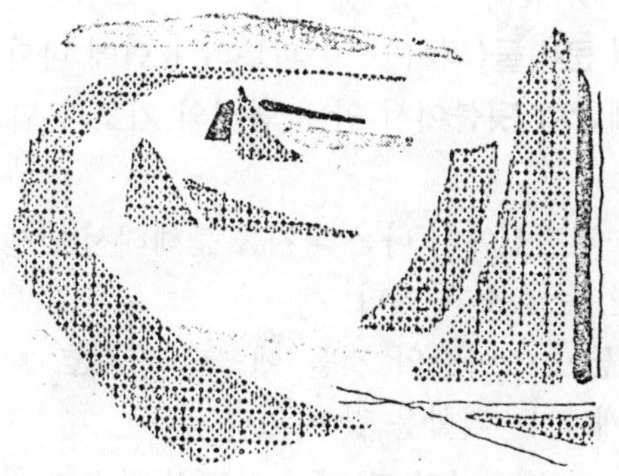

암내 발생의 제설(諸說)

암내의 그 특유한 냄새는 어떻게 해서 일어나는 것일까?

지금까지 몇 십년에 걸쳐서 많은 학자가 여러 가지 연구를 해왔다. 그러나 아직까지 확실한 결론에 이르지 못하고 있다.

현재까지의 학설과 저자의 연구 결과 등으로 미루어 아포크린 땀만으로 암내가 일어나는 것이 아니고 피지선의 분비물 에크린 땀, 세균 등이 덧붙어서 분해되어 일어나는 것 같다.

이런 인자들을 한번 더 정리해 보면,

(1) 아포크린 땀……그 자체는 무취로, 암내를 발생하기 쉬운 특수한 물질이 있는 것 같다.

(2) 피지선의 분비물(피지)……피부의 표면에 나와서 피표 지질이 되고, 여기에 세균이 덧붙어서 암내 냄새의 기초가 되는 것이 아닐까라고 추측된다.

(3) 세균……피지선에서 나온 피지를 분해해서 냄새의 원인인 지방산으로 변화시키는 효소가 있다.

(4) 에크린 땀……이상의 것을 에크린 땀으로 희석시켜 냄새를 발산시키기 쉽게 하는 역할을 갖고 있다.

결국 피부 및 그 부속기의 각 인자가 결합하여 비로소 액취로 이어진다고 하는 가정이 가장 타당한 듯하다.

그럼 이 연구에 과정이 어떻게 된 것인지, 매우 흥미 있는 점이지만 전문적이 되기 때문에 난해한 부분도 있다고 생각하지만 일단 정리해 보면 다음과 같다.

□암내 냄새는 아포크린선의 양에 관계가 있다고 하는 설

아포크린선 양의 많고 적음이 암내 발생에 관계하며 질적으로는 차이가 없다고 하는 것이다.

[주] : 각 연구자의 이것에 대한 연구를 정리해 보겠다.

L보고——액취자도 비액취자도 그 분비물의 성상에는 특별한 질적인 차이가 없고 단순히 아포크린선의 분비가 증가한 것이 암내라고 생각하고 있다. 즉 정상인에게 있어서도 이와 같은 유취 물질을 다소 분비하고 있지만 그 양이 매우 적기 때문이라고 서술하고 있다.

T보고(1915)——어떤 지질의 양적인 차가 있다.

K보고(1925)——콜레스테린 에스텔 및 리포이드의 양적 차이가 있다.

M보고(1927)——지방산이 액취자의 분비물 중에 증량하고 있다.

E보고(1940)——아포크린선의 분비물 중에는 지방산이 있다고 일컬어지고 있었기 때문에 각종의 저급 포화 지방산 중 암내와 비슷한 것을 찾은 결과 C_9의 '노닐산'이 가장 비슷한 사실을 알고 각종의 저급 지방산을 혼합해 보았지만 암내의 냄새는 나지 않았다.

Thuruon, Ottenstein(1952)——암모니아의 양적 차이라고.

J보고(1955)——지질 이외에 치스톨 물질(다단백), 함유 아미노산이 밀접한 관계가 있다.

N보고——지방산에는 관계가 없다.

□아포크린선의 분비물에 질적으로 차이가 있다고 하는 설

암내 환자와 정상자인 아포크린선이 질적으로 다르다고 하는 것이다.

[주] : Homma(1925)——암내 환자의 아포크린선의 세포에는 철 반응을 나타내는 물질이 있음을 처음으로 보고하였다.

M보고(1927)——이 철 반응 물질이 액취자와 비액취자와의 중요한 차이라고 생각한다.

O보고(1942)——액취자의 아포크린선 내에 대량의 지질과 철 반응 물질이 있음을 증명하고, 이것이 암내의 원인이라고 추론.

U보고(1953)——아포크린선 분비물 중에 있는 저급 지방산의 탄소 수에 차이가 있다고 생각했다. 비액취자의 땀에는 초산, 포르피온산, 의산(蟻酸) 등의 C_4 이하의 저급 지방산이 존재하지만 액취자의 땀에는 길초산, 카프론산, 카프린산 등의 C_4 이상의 저급 지방산이 존재한다.

□피지선에 관계가 있다고 하는 설

아포크린선으로부터의 분비물보다 피지선의 분비물쪽이 크게 관계하고 있다고 하는 설이다.

Rothmann(1954)——암내의 악취 물질은 아포크린 땀 뿐만 아니라 피지선으로부터도 배설되고 있음을 보고하였다.

S보고(1960)——암내 환자의 액와부는 피지선의 분비물의 영향을 받아 pH가 알칼리쪽으로 기운다. 이 때문에 세균 번식이 쉬워지기 때문에 악취 물질이 발생한다고 보고하였다.

□그 밖의 설

분해 과정의 효소 등이 중요한 인자라고 하는 설이다.

W보고(1968)——암내 환자의 피부 및 땀의 β-gluconidase의 활성도

는 정상인의 약 10배 이상 높아지는 경우가 많고, 이 저해 물질인 dilactione 의 내복, 외용(外用)에 의해 액취증에 대해서 치료 효과를 인지하고 효소학적으로 흥미 있는 보고를 하고 있다.

이상이 암내 발생을 생각할 수 있는 여러 인자들이다. Shelley & Hurley(1953)는 아포크린선 내의 아포크린 성분은 무취이지만 이것이 체외로 배설되어 세균이 작용함으로서 비로소 특유한 냄새가 나는 것을 발표하였다. 그 이래 이 설이 제일 타당하게 받아들여 지고 있다. 목욕 등으로 청결을 유지하고 또한 항생 물질을 포함한 도포약 (바르는 약)이 암내에 효과가 있음은 이 Shelley 학설의 증명이 된다고 생각한다.

Shelley의 설이 암내의 토대가 되기 때문에 이것을 조금 더 자세히 설명하기로 하겠다.

[주] : Shelley 학설

(1) 피부 표면에 분비된 직후의 신선한 아포크린 땀은 무균이고 더구나 무취이다.

(2) 아포크린 땀을 멸균 시험관에 모아서 거의 2시간 지나면 액취와 같은 강한 냄새가 발산한다. 그러나 미리 이 시험관에 살균 처치를 하고 혹은 제균제(Hexachlorophene)을 첨가하면 악취가 나지 않는다.

(3) 임상적으로도 이 재균제를 응용하면 18시간 이내는 액취가 소실되고 있음을 인지할 수 있다.

(4) 액모의 존재는 땀이나 피지, 각질, 세균 등에게 호적의 집합 장소를 제공해서 액취의 발생이나 존속에 중요한 역할을 하고 있다. 이것을 체모하면 24시간 이상 액취를 소실, 혹은 경감할 수 있다.

(5) 발한 직후의 신선한 에크린 땀은, 시험관 내에서는 미리 살균적

처리를 하지 않아도 냄새는 발하지 않는다. 그러나 여기에 피지, 각질 등의 때 물질을 첨가하면, 곧 분해되어서 발취한다.

그러나 이때에 발하는 냄새는 아포크린 땀이 분해해서 발하는 냄새와는 분명히 다르고, 또한 그다지 강하지 않다.

(6) 에크린 땀은, 세균 번식의 조성과 아포크린 땀 분해에 기초하는 이취 물질의 고양 발산에 있다고 믿어진다.

(7) 알루미늄염 함유제의 국소적 응용은 에크린선이나 아포크린선의 발한에 대해서 그다지 제지(制止) 작용을 나타내지 않는데도 불구하고, 강한 제취(除臭) 작용이 있는 사실이 확인된다.

이상에 의해 Shelley는 암내의 특이한 냄새는 아포크린 땀의 성분에 의한 것이지만, 체외로 나와서 세균 감염을 받고 분해해서 휘발성의 지방산, 암모니아, 수산화물을 발생하기 때문에 나온다고 발표했다.

[주] 이 Shelley의 설이 발표되고 나서, 같은 연구가 이루어졌다. 즉, Bar & Rosenthal(1954), Ferguson(1955), Hilter(1959), T(1960), K(1963) 등의 연구에 의해 그 확실성을 인식했다.

그러나 K 등은, 아포크린 땀에 세균이 작용을 받아야 비로소 액취를 발한다고 하는 Shelly의 설에 찬성하고 있지만, 액취자와 비액취자와는 아포크린 땀의 내용이 완전히 같다고 하는 Shelly의 설에는 찬성하고 있지 않다. 즉 비액취자는 아포크린 땀의 분비가 적고, 따라서 그 악취가 경도라면 존재하는 설에는 반론(反論)하고, 액취자는 세균에 의해 분해되어 악취를 발하는 것 같은 특유한 물질이 아포크린 땀에 포함되어 있다고 보고하고 있다.

이상의 사실에서 이 Shelley의 학설을 한번 더 판단해 보자.

(1) 체내에서 아포크린 땀 그 자체가 냄새가 나는지, 체외로 배설되어 냄새가 나는지가 의문이었는데, 체외로 나와서 세균의 작용을 받아

야 비로소 액취로 이어진다고 하는 shelley의 발표는·획기적인 지견 (知見)이다.

(2) 그러나 아포크린 땀에 세균을 첨가만으로 액취가 된다고 하는 설에는 의문이 있다. 왜냐하면 Shelley는 순수한 아포크린 땀만을 채취하고 있는 것이 아니고 피지선의 분비물이 포함되어 있는 것을 대상으로 검토하고 있기 때문이다.

이와 같이 액취가 왜 일어나는지 아직 불분명한 점이 있었다.

저자가 생각하는 암내 냄새의 발생

이상과 같이 아직 불분명한 점이 있기 때문에 저자는 다음과 같은 연구를 해 보았다.

그 연구의 발단은, 액취의 원인을 아포크린선에만 찾고 있기 때문이 아닐까? 그것보다도 피지선의 분비물이 크게 관계하고 있는 것이 아닐까 라는 의문이 생겼기 때문이다.

그래서 피지선만을 제외하는 방법이 없을까 생각해 보았다. 거기에는 전기 분해술을 할 때, 액모가 재생하지 않게 하면 피지선도 없어지는 것은 아닐까 하는 가정을 해 보았다.

다행히 전기 분해법을 몇 번이나 받아도 액와의 다한 등이 제거되지 않았기 때문에 저자가 개발한 방법을 받으러 오는 환자가 많았기 때문에 이 점을 검토해 보았다.

여기에 관해서는 '전기분해 · 응고법은 어떻게 작용하는가?'의 항에서 자세히 서술하고 있으니 그것을 참조하기 바란다.

이것을 요점만 정리해서 서술해 보면,

(1) 전기 분해법으로 액모가 없어지면 액취는 가벼워진다.

(2) 액취는 가벼워지지만 국소의 다한이 제거되지 않는다.

(3) 이것을 조직학적으로 현미경으로 검사해 보면, 아포크린선은 액모가 없어져도 남아 있는 경우가 많다.〈사진13〉

(4) 액모가 없어지면 거기에 따라서 어떤 피지선이 없어진다.

이상과 같이 전기 분해를 하면 액모가 없어지지만, 아포크린선은 아직 존재해서 아포크린 땀을 배설하고 다한을 수반한다. 그럼에도 불구하고 액취가 거의 소실되는 것은 액모의 소실에 의해 피지선이 없어지기 때문이 아닐까 하는 생각이 떠올랐다.

그래서 Shelley가 말하듯이 아포크린 땀에 세균을 첨가함으로써 과연 액취가 날까 하는 의문이 생겼다. 왜냐하면 이 아포크린 땀을 채취하는 방법에 문제가 있기 때문이다. 그의 방법은 아포크린 땀에

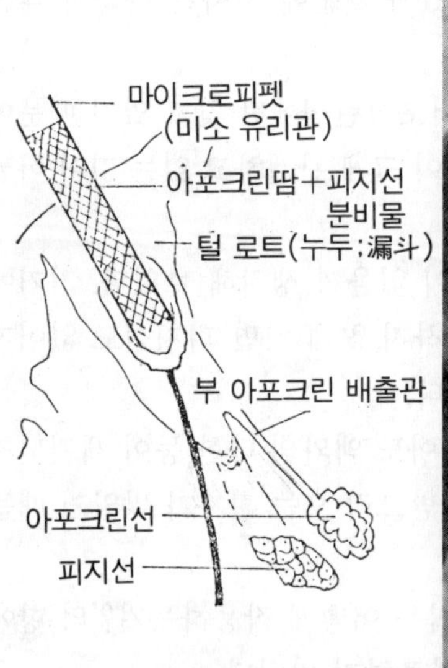

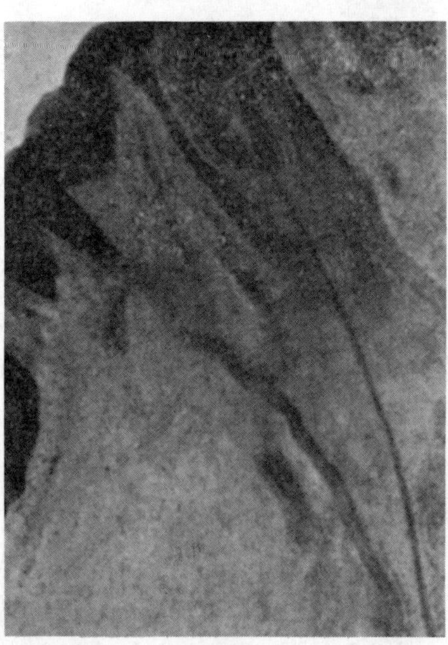

〈사진12〉 **아포크린 땀의 채취 방법**

피지선의 분비물이 혼입해 있다.

그의 설은, 앞에서 말한 바와 같이 체내에서 냄새가 나는지 체외에서 다른 인자(예를 들면 세균 등)가 첨가되어 냄새가 나는지를 해명했을 뿐으로, 순수하게 아포크린 땀만을 채취해서 실험하지 않았기 때문에 그 결론은 아직 해명되고 있지 않은 것이다.

[주] Shelley는 아포크린 땀의 채취에는 가는 유리관(글라스마이크로피펫)을 이용해서 털 로트부에 삽입하고 모세관 현상을 응용하여 채취하고 있다.〈사진12〉

이 채취 방법에서는 해부학적으로 아포크린선의 배출관도 피지선의 배출관도 모두 모포에 개구(開口)하고 있기 때문에, Shelley가 채취한 아포크린 땀은 순수한 것이 아니고 아포크린 땀(Shelley)=아포크린

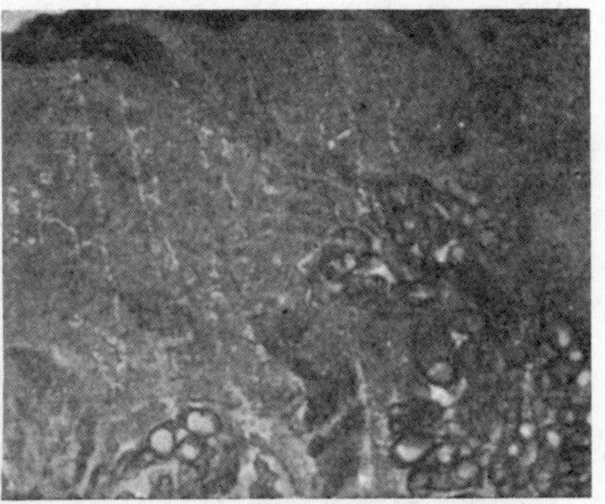

〈사진13〉 **아포크린선의 단독 배출상**
전기 응고법으로 탈모해도 이와 같이 아포크린선은 남아 아포크린 땀을 배출하고 있는 경우가 많고, 또 피지선은 소실한다.

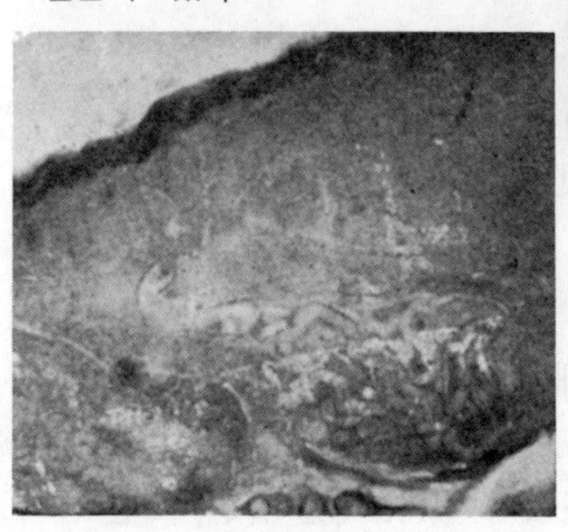

절편조직 표본을 겹치면 이와 같이 깨끗한 아포크린 배출관의 입체상을 얻을 수 있다.

땀+피지선 분비물이 되는 것이다.

이 점에 관해서 그는 아포크린 땀에는 단백질, 탄수화물, 철, 암모니아 등이 검출된 사실만을 기재하고, 지질에 대해서는 전혀 언급하고 있지 않았다.

또한 땀을 화학적 분석을 하고 있는 것은 스폿법이라고 하고 있을 뿐으로 그 설명에 대해서는 기재가 없기 때문에 이 데이터에 대해서는 비판할 수 없는 점이 있었다.

현재 화학 분석에 이용되고 있는 가스트로 크로마토 그래피의 방법에 비하면, 상당히 정확성이 결여된 것이라고 생각된다.

이상에서 생각해 보면 Shelley가 말하는 아포크린 땀에 세균이 첨가되면 암내 냄새가 난다고 하는 설에 의문이 든다.

나중에 서술하듯이 전기 분해의 작용 기전을 고려하고 또한 암내의 원인이 피지의 분해 산물인 휘발성 지방산이라고 하는 모든 연구자의 결과를 종합해 보면 아포크린선의 양적 관계는 부정할 수 없지만, 그 이상으로 피지선 분비물의 양적인 면이 좀더 중요한 인자가 되는 것은 아닐까 라는 생각이 든다.

Shelley의 학설：아포크린 땀+세균=암내

저자의 설：아포크린 땀(암내 특유 물질)+피지선 분비물+세균=암내

라고 하는 사실이 추론된다.

이와 같은 관점에서 임상적인 암내상을 검토해 보기로 하겠다.

(1) 전기 분해술로 액모가 없어지면 피지선이 소실되고, 아포크린선의 배출관이 단독으로 피부 표면에 개구하고 있는 것을 확인했다.〈사진13〉

(2) 전기분해로 영구 탈모를 초래하고 액취가 없어지는 것은 아포크린선의 소실이 아니고, 피지선의 소실에 의한 것이 아닐까?

(3) 암내는 연령적·성적으로 차이가 있다. 예를 들면, 노년 특히

갱년기 이후의 여성은 남성에 비하여 조기에 암내가 소실된다. 왜냐하면 액와부의 피지선은 남성쪽이 여성과 비교해 오래 그 기능이 남아 있기 때문이다.

(4) 액모가 신생(新生)하고 있지 않은 젊은이의 액취가 일과성에 강해지는 것은 이 시기의 피지선의 증대가 있기 때문이 아닐까?

이상의 사실로부터 조급히 속단할 수는 없지만 암내의 발생 원인을 구태여 추론해 보면, 아포크린 땀이 주요 인자이지만 그 이상으로 피지선의 분비물로 이루어지는 피표 지질의 존재가 좀더 큰 인자가 된다는 시사를 얻을 수 있었다.

이런 결론들은 앞으로의 많은 연구에 의해 비로소 결정되는 것이다.

제 13 장

현재까지의 암내 치료법

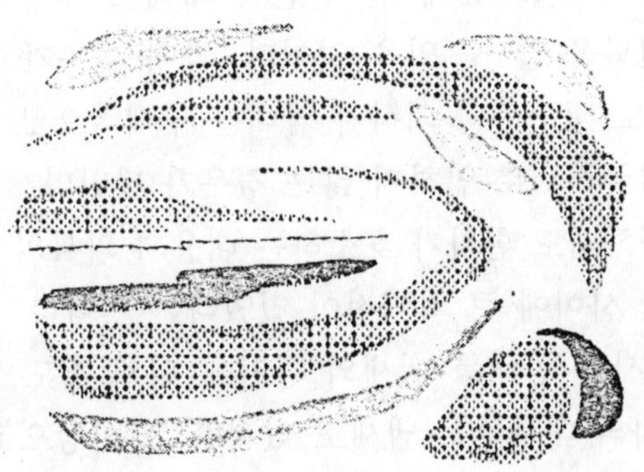

환자와 의사

암내의 치료에 관해서는 지금까지 효과적인 방법이 없었다. 이만큼 의학이 진보한 오늘날에도 암내에 대한 이상적인 치료법이 개발되지 않았던 것은 이상할 정도이다. 이것이 암내 환자에게 얼마나 깊은 고민을 주었을까?

맹장염, 정식으로는 충수염이라고 하지만, 이 병도 이전에는 수술이 잘 되지 않는 경우가 많았고 더구나 그 수술의 시기를 놓치면 복막염을 일으켜서 사람들은 두렵게 하였다.

그리고 현재에는 충수염을 병으로 여기지 않게 될 정도까지 되고 있었다. 이것은 수술에 의해 간단히 치료가 가능해졌기 때문이다.

암내 환자의 고민을 깊게 한 원인에 대해서 덧붙이면, 의사측의 몰이해, 불성실함을 들 수 있을 것이다. 암내 환자가 고민하다 못해 의사를 방문해도 대부분의 의사가 암내를 구체적으로 이해하고 있지 않은 데다가 적극적으로 임하지 않는 경우가 많았다.

또 하나 불행하게도 환자가 호소하는 내용과 의사의 암내라고 하는 병에 대한 인식 사이에 큰 차이점이 있었다는 것이다.

대부분의 의사는 암내를 냄새의 강약에 의해 정도를 판단할 뿐이다. 그런데 환자의 대부분은 냄새도 있지만 그 이상으로 액와와 다한으로 고민하고 있다.

즉, 암내란 액와 다한을 수반하는 것이라는 사실을 구체적으로 이해하고 있지 않기 때문에 일어나는 오해이다.

의사는 환자의 냄새를 맡고 그것이 약한 경우, '이 정도로 고민하다니'하며 간단히 처리한다. 그러면 환자쪽은 망연 자실해 진다. 그래도 기가 죽지 않고, 다한을 호소하면 의사로부터 '그런 일로 신경쓰니까

쓸데없이 땀을 흘린다'고 하는 말만을 들을 뿐이다.

결국, 국소 다한은 이런 상태로 방치되어 왔다고 해도 좋을 것이다.

환자는 확실히 신경질적인 면이 있다. 그리고 땀샘 기능이 항진해서 다한이 되고 액취를 늘린다. 그러면 더욱 신경질적이 되어 다한을 초래하는 악순환을 부른다.

그것이 결국은 성격에까지 영향을 미쳐서 직장·관계나 대인 관계까지 영향을 초래받고, 이것이 극도로 치달으면 냄새 노이로제와 같은 병으로 발전한다.

이런 암내에 대해서 현재까지 여러 가지로 훌륭한 약제가 개발되고 있다. 그러나 약제 제조의 근거는 Shelley의 학설에 따르고 있는데, 그 학설이란 전술했듯이 아포크린 땀만은 무취이고 여기에 세균 감염이 가해져야 비로소 암내가 된다는 것이었다.

여기에 따라서 국소의 액모를 깎고 여러 가지 약제를 이용하면 액취가 제거되는 것은 사실이다. 그러나 완전 소실에는 이르지 못한다. 그리고 이 경우도 다한에 대해서는 확실히 치료를 할 수 없는 상태이다.

한편, 종래의 치료법이라고 하면 가장 간단하고 다소의 효과를 바랄 수 있는 전기 분해법이 있다. 이것도 액취는 다소 제거되어도 다한이 제거되지 않는 고민이 남는다. 보다 확실한 치료법을 바라면 이번엔 '큰 상처'가 남아 환자는 다시 새로운 고민을 갖게 된다.

그래서 저자는 이상적인 수술은 없을까 생각했다.

① 효과가 확실할 것.

② 미용적으로 뛰어나고 액와부가 깨끗할 것.

③ 입원, 치료 기간이 짧을 것.

이렇게 하여 완성한 피하 조직 소제의 수술법은 이미 1000건 이상을 실시해서 가장 최고라는 자신을 갖기게 이르렀다.

현재까지의 치료법

현재 이루어지고 있는 암내의 치료법을 크게 나누면 다음과 같다.

① **약물 요법**
A. 국소 약물 요법
B. 전신 약물 요법
C. 국소 주사 요법

② **이학적 요법**
A. 전기 분해법, 응고법, 건고법(乾固法)
B. 이온 트 포레제법
C. 방사선 요법(뢴트겐, 라듐 요법)

③ **수술 요법**
A. 절제법
B. 소파법
C. 전제법(前除法)
D. 소제법(저자가 개발한 방법)
E. 그 밖의 수술 요법
등이 있다.
이런 개개에 대해서 소개한다.

□**약물 요법**

A. 국소 약물 요법

겨드랑이 밑, 외음부 등 냄새를 발생하는 장소에 스프레이 혹은 연고로서 약을 침투시키는 것이다. 그러나 여기에서 다시 암내 발생의 원인을 상기해 주기 바란다.

아포크린 땀＋피표 지질(피지선의 분비물)

에크린 땀＋세균＝암내

라고 하는 논법이다.

아포크린 땀만으로는 암내의 냄새가 나지 않는다고 하는 사실을 잘 아셨으리라고 생각한다.

이 국소 요법은 다음과 같은 방법이다.

[주] ① 제한(수렴) 작용 : 수렴이란 혈관 조직을 수축하는 작용을 말하며 아포크린선, 에크린선의 분비를 막는다.

② 제취(살균) 작용 : 아포크린 땀, 에크린 땀이 피부의 표면으로 나와서 피부의 때나 지방분 등과 합쳐져서 세균의 작용을 받지 않도록 하면 냄새는 나지 않는다.

이 두 점을 중심으로 생각한 약제로 제한 작용으로서는 땀의 분비를 억제하는 여러 가지 약물이 있다. 예를 들면 알루미늄 화합물(특히 염화물, 유산화물)이나 알콜, 탄닌산, 그리고 염화 제이철 등이 사용되고 있다. 이것들은 강력한 수검(收劍) 작용으로 땀의 발생을 억제하고 간접적으로 체취의 발산을 막고 있다.

다음에 제취 · 살균 작용인데, 여기에 사용하는 약제가 효과를 발휘하기 위해서는 국소가 청결해야 한다. 그 때문에 세균의 소굴인 액모는 깨끗하게 깎든가, 짧게 자를 필요가 있다.

그러나 아무리 깨끗하게 깎아도 털이 피부로 나오는 곳에 '털 로트'라고 하는 오목함이 있어 그곳까지 깨끗하게 제거하기는 어려운

172

일이다. 따라서 빠뜨리지 않고 목욕을 해서 청결을 유지하는 것이 필요한 조건이 된다.

땀이 분해해서 냄새를 발생하는 것은 세균의 분해 작용에 의한 것이기 때문에, 살균제로 세균의 발육을 막고, 땀의 분해, 변취를 직접 방지하는 것이 목적이다.

[주] 이런 방지책으로 과산화하면 아연화, 헥사민, 유산옥시키노린, 클로라민T, 크롤티몰, 정유 및 향료, 과포산나트륨, 엽록소 화합물 등이 제품에 이용되고 있다.

단, 한쪽만으로는 완전히 효과를 달성하기 어려우므로 양쪽의 목적에 맞는 약제를 배합하면 보다 효과적이 된다.

예를 들어 20% 염화알루미늄 수용액으로 액와부를 2~3시간 습포하면 약 1주일에 이르는 제한, 방취 효과를 얻을 수 있다고 한다. 5~10% 명반(明礬) 수용액(알루미늄 복염)과 5~10% 과망간산칼륨액도 마찬가지로 사용되고 있다.

또한, 항균 스펙트르가 넓은 항균제만이라도 유효하다.

일반적으로 분산말, 소명반말, 붕산농후 용액, 유산은 희석 용액, 1~5% 포르말린 알콜 용액, 오론나인 연고, 히비텐크림, 네오마이신, 그 밖의 항생 물질 함유 크림 등이 사용되지만 남용하면 건피증, 알레르기성 접촉 피부염을 일으키는 경우가 있다.

탈취 화장품(Deodorants)에 대해서

체취를 막기 위해서 이용되고 있는 화장품은 일반적으로 로션 크림이나, 파우더, 스틱 등의 모양으로 제조되고 있다.

또한, 탈취 화장품에는 어떤 것이 있는지 P씨의 「향장품학」에서 인용해 보자.

취기(臭氣) 방지 로션

가장 효과가 강하고 널리 사용되고 있다. 수렴성 화장수와 성질은 매우 비슷하지만, 수렴제 · 살균제의 배합은 현저하게 많다.

취기 방지 크림

탈취제의 성질에 의해 약제가 선택된다. 특히 물에 분해되는 탈취제를 이용하는 경우는 무수유성(無水油性) 크림이 기제(基制)로서 이용된다.

취기 방지 파우더

효과는 조금 떨어지지만 널리 사용되는 제품이다.

취기 방지 스틱

막대 모양으로 만들어진 제품이다. 막대 모양이기 때문에 사용에는 편리하지만, 당연히 배합되는 탈취제는 한정된다. 또한, 막대 모양으로 만들기 위해 다량의 납 성분이 배합되어 있다.

앙케이트의 결과

저자가 환자 150명을 대상으로 실시한 앙케이트 조사에서 국소 요법으로써 어떤 약이나 향수를 사용하고 있는지를 질문했다.(두 종류 이상을 사용하고 있는 사람도 포함한다.)

그 조사 결과는 다음과 같다.(〈표42〉 참조)

시판되고 있는 제한제나, 제취제는 매우 많아서 메이커는 약 40, 종류는 120 종류 이상이나 있다.

결론적으로 이런 약품에 의해 액취는 확실히 경감한다. 그러나 국소 다한은 제거되지 않는다. 또한 약품은 땀을 흘리면 곧 흘러 버린다. 의복에 약품이 배거나 바르는데 시간이 걸려서 여행 중이나 운동 후

174

〈표42〉

반	70	42.4%
오데코롱	33	20%
디오드란트	26	15.8%
명 반 수	10	6%
향 수	9	5.5%
기 타	10	6%
병원 조제약	2	1.2%
사용하지 않는다	5	3%
계	165	

등에 주위 사람들에게 신경쓰지 않고 바른다는 것은 어지 간히 고생이다.

또한 바른 후, 가려우면 반점 모양으로 얼굴이 하얗게 보이기도 한다.

한편 향수를 사용하고 있는 사람은 적은 것 같다. 향수를 바르면 오히려 타인에게 체취를 의식시키게 될 지도 모르고, 특히 암내가 있는 경우 암내와 향수의 향이 섞여서 화학 변화를 일으켜 꼬집어 말할 수 없는 그런 냄새가 되기 때문이다.

이와 같은 이유에서 향수를 사용하는 사람은 적다.

그런데, 오데코롱을 사용하는 사람은 33명으로 비교적 많았다. 몸을 청결히 하고, 아스트리젠이나 화장수를 바르는 것은 매우 효과적인 방법일 것이다.

따라서 향수로 암내를 지우려고 하는 것이 아니고 희미하게 향수 냄새가 나는 정도로 사용하면 효과적이다.

한편, 의료측으로부터 조제해 받았다고 하는 사람은 불과 2건이었다. 여기에는 의사에게 가기가 싫다든지 혹은, 상기의 약제 이상으로

매력있는 약이 개발되고 있지 않다고 하는 점도 충분히 생각할 수
있다.

여러 가지의 제한제(制汗制)

구미에 있어서는 암내 및 거기에 따르는 다한증이 많기 때문에 제한
제는 일상 생활에서 빼 놓을 수 없는 필수품이 되고 있다.

우리나라에 있어서도 최근에 수요가 늘고 있고 그 종류도 많아지고
있다. 그것을 배열하면 다음과 같다.

① 반

히아신스의 향기를 페이스로 하고 있다. 롤온식과 스프레이 타입이
있다. 롤온식이란, 용기 선단에 합성수지 구슬이 달려 있어 환부에
바르면 이 구슬이 회전하도록 되어 있다.

② 카렌

은방울꽃의 향기가 난다. 뮤게와 쟈스민의 향기가 기조가 되고 있
다. 알루미늄, 하이드로 옥시클로라이드, 살균제 등이 배합되어 있다.

③ 울트라 반

이상, 메이커는 라이온 치약에서 약 65%의 시장점유율을 보이고
있다.

④ 디오드란트 스프레이

특기할만한 향기라고는 없다. 제한제를 주목적으로 한 것으로 스프
레이식과 로션이 있다.

로션의 경우는 병 선단에 스폰지가 달려 있어 이것을 사용하여 환부
에 바르다.

⑤ 섹스

식물계의 소프트한 향기가 나고 로션, 스프레이, 파우더식 등으로
제한, 탈취의 작용이 있다. 알루미늄, 하이드로 옥시클로라이드를 배합
하고 있다.(이상, 메이커는 시장점유율은 12%)

⑥ 바이랜트 스프레이(레브롱)
⑦ 드라이미스트 디오드란트(맥스팩터)
⑧ 다모라A
⑨ 엑신 스프레이
⑩ 파리엔스
⑪ 에이트 포(하나오우 비누)
⑫ VO5 컴디오드란트(산스터)
⑬ H 미텔S
⑭ 엑시우크림

[주] 사용 방법과 주의
예를 들면 반의 롤 타입에 대해서 서술해 보자.
① 바르고 나서 1~2분간 사이에 마르기 때문에 마르고 나서 옷을 입는다. 만일 젖어 있는 사이에 옷을 입으면 '얼룩'이 생길 우려가 있다. 이 '얼룩'은 세탁하면 지워지지만 세탁하지 않고 다림질을 하면 섬유를 약화시키는 경우가 있다.
대부분의 환자가 호소하는 특유한 냄새 때문에 세탁이 큰 일거리이고, 여름엔 괜찮지만 겨울에는 양질의 의류 등은 세탁할 수 없기 때문에 불편하다고 한다.
② 사용하기 전에 땀을 잘 닦고 나서 바를 것, 또한 탈모(脫毛)한 직후는 이용하지 않도록 한다.
③ 거친 피부, 염증이 생기기 쉬운 피부, 또는 피부병의 피부에는 사용하지 않는 편이 좋다.
④ 반의 제한 작용의 유효 시간은 피부에 바르고 나서 약 24시간이다. 사용 후에는 반드시 캡을 덮는다.

음부 액취의 국소 요법

여성은 누구나 어느 정도는 국소에 냄새가 나기 마련이다. 그 원인은 질에서 자연히 분비되는 대하를 박테리아가 분해하기 때문인데, 음부의 분비물(대하) 그 자체에 냄새는 별로 없다.

그러나 '제5장 아랫도리 암내에 대해서'의 항에서 설명했듯이, 질에 액와와 같은 암내의 냄새가 있다. 이런 음부 냄새에 대해서 액와부의 약을 사용할 수는 없다. 델리케이트한 질 점막에는 자극성이 없는 것이어야 한다. 전용 약품으로서는 다음과 같은 것이 있다.

① Bidex(스위스제＝토오비시) 스프레이식과 냅킨식이 있다.

② 컨피던스(페미닌 KK)

③ 레브롱

④ FDS(산스터) 등이다.

B. 전신 약물 요법

신경질적인 환자에게는 정신 안정제(트랭퀼 라이저) 등이 병용된다.

예를 들면, 레셀핀(1일량 0.6~0.9 mg 3포로 나눠서 복용)

디아제팡(1일량 6mg. 3포로 나눠서 복용)

등을 이용하면 좋다.

이것들은 일시적인 효과밖에 없지만, 규칙적으로 실시하면 상당한 방취 효과가 있다. 다한 증상이 특히 심할 때에만 정신 안정제나 자율 신경 차단제(프로 반사의 1일량 60~75mg. 3포로 복용)을 내복한다. 그러나 이것들은 어디까지나 일시적인 것으로 장기에 걸친 복용은 그다지 탐탁치 않다.

C. 국소 주사 요법

액와피하, 또는 피내에 각종 약제를 주사하는 방법이다.

이 시험은 예전에도 사용되었지만 확실한 효과가 없고 부작용이

178

있기 때문에 현재는 거의 사용되지 않는다.

[주] 사용되는 약으로서는 다음과 같은 것이 있다.
① 프로말린
국소 마취 후, 0.6%의 식염수에 포르말린액을 남자는 0.6∼0.8, 여자는 0.1∼0.6의 비율로 혼합해서 주사한다. 분량은 10∼20cc.
② 이요렌
벤졸 유약체에 속하는 화학물질로 된 담황색의 액
③ 엽록소 제제
Chlorophylin-nat를 생리 식염수로 희석해서 0.1을 주사한다.
④ 기타
K씨가 특수한 용액을 개발해서 좋은 결과를 얻었다고 발표했지만 그 성분은 불명이다.

□이학적 요법

지금까지 암내 환자는 어떤 치료법을 받고 있었는지를 알기 위해서 저자의 소제법 수술을 받은 사람들에게 앙케이트를 실시해 보았다.
그 결과 635건 중 과거에 어느 정도 치료를 받은 예가 122건 있었다. 이것은 전체의 19.21%에 해당되는데 다시 말하면 이 사람들은 과거의 치료법에 불만을 품고 있다.
그 내용은 〈표43〉과 같다.
전기 분해, 응고법을 받은 것이 가장 많아 86건, 70.5%였다. 계속해서 액와 피부 절제법·전기 요법 후의 절제법, 피하 조직 소파법, 소파법 후의 절제법으로 계속된다.
다른 요법은 국소 주사 요법이었다. 더구나 이온토폴레제법, 신트겐 조사(照射) 요법은 1건도 없었다.

〈표43〉

전기 분해법, 응고법	86	70.5%
절제법	19	15.1%
전기요법＋절제법	7	5.7%
소파법	7	5.7%
전기요법＋소파법	1	0.8%
다른 요법	2	1.6%
이온 토폴레제	0	
방사선 요법	0	
계	122	

A. 전기 분해법, 응고법

이런 방법은 액모에 대해서 한 개씩 전기로 처리하는 방법이다.

그러나 액모는 평균 800개 정도 있다. 그것을 한 개씩 처리하는 것은 의사에게 있어서도 대단한 고생이다.

또한, 1회만의 시술로는 효과를 기대하는 것은 무리인 듯하다. 왜냐하면 털이 재생하지 않을 정도까지 처리를 하면 화상을 입을 위험이 있기 때문에 일정한 간격을 두고 시술해야 한다. 때로는 너무 강하게 하면 상어 피부 모양으로 드문드문 얼룩이 생기는 경우가 있다.〈사진 14〉

따라서 의사도 상당한 기술이 필요해 진다. 간단한 것 같아도 좀체로 간단하지 않은 문제이다.

환자는 1~2개월의 간격을 두고 평균 3회 정도는 시술을 받아야 하기 때문에, 그 정신적·육체적인 고통 그리고 경제적인 부담도 엄청나다. 그러나 이만큼 고생해서 완전히 치유되면 그래도 투자한 보람이 있겠지만 그 결과가 좋지 않을 때는 전혀 구제받지 못한다.

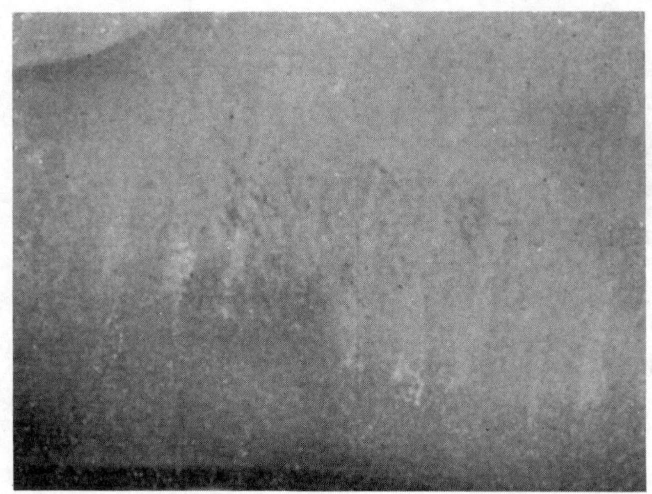

〈사진14〉 **전기 응고법 후의 상처**

[주] 전기 분해법의 요법

Michele(1875)에 의해 개발된 치료 방법이다.

바늘을 모포 내에 자입(刺入)하고 통전(通電)해서 모포 및 피지선 등의 부속기를 파괴시키는 방법이다. 이것은 약한 직류 전류(30V 0 .5~1mA)를 몸에 흘릴 때에 일어나는 체내 수분의 전기 분해를 응용한 것이다.

이때, 대극판의 양극에는 (Hcl)이 생기고 음극에는 (NaOH)가 생겨서 이 NaOH가 화학적으로 작용한다.

이 경우, 탈모를 일으키기 위해서는 1mA의 직류를 3~4초 통전하는데, 그때 바늘의 자입부에 흰 거품이 나오는 것이 중요하다.

이 분해법은 모포의 파괴가 완전히 이루어지지 않고 액모가 재생하는 경우가 많고, 또 근접하는 모포를 자극하기 때문에 단시일 내에 오히려 발모가 강해지는 경우가 있다.

어쨌든 통전시간, 음주 바늘의 자입 기술에 상당한 숙련이 필요하고 더구나 완전히 모든 모포의 파괴를 바랄 수 없기 때문에 최근에는 그다지 이용되고 있지 않은 것 같다.

전기 응고법의 요법

Spark gap Apparatus로 만들어지는 고주파 전류를 통해서 열 작용에 의해 조직을 응고시켜서 발모를 꾀하는 방법이다. 이 전류를 약하게 하면 조직의 파괴력이 감소하지만 응고법이 되고, 한편 건고법에서는 전류를 강하게 해서 탈모에 이용된다.

모공으로부터 5미리 정도 떨어져서 털이 자라는 방향의 한 점부터 1~2미리 깊이의 모근까지 넣고 통전한다. 확실히 모포에 이르고 있으면 용이하게 탈모할 수 있는데, 보통 1cm²당 2~3개 정도 탈모하는 것이 안전하다.

이 응고법은 일반적으로 시간도 짧고 모포 파괴도 비교적 쉽게 할 수 있기 때문에 많이 이용되고 있다. 그러나 모포구가 상어 피부 모양으로 딱딱해지고, 장기간 색소 침착이 남는 경우가 있으니 조심해야 한다.

(1) 시술 횟수와 액모의 재생에 대해서

이 전기 분해, 응고법에 대해서 우리들이 연구한 테마의 몇가지를 소개하기로 하겠다.

우선, 이 요법을 몇 회 정도 받으면 액모가 없어지느냐에 대해서 조사했다. 이 요법을 받은 86명에 대해서 실시한 조사 결과는 〈표44〉와 같다.

1회째…… 12명(14%)은 1회째를 받은 단계에서 효과가 없음을 알고 중단하고 있다.

2회째……25명(29%)
3회째……34명(39.5%)
4회째……5명(5.8%)
5회째……10명(11.6%)

더구나 5회 이상, 이 요법을 받고 완전히 액모가 없어진 사람은 단 4명에 불과했다.

조금 자라 있다(土)……………………………………14명(16.27%)
보통(＋)…………………………………………………34명(39.5%)
비교적 많다(土) ……………………………………… 28명(32.6%)
매우 많았다(土) ……………………………………… 6명(7%)

이 결과, 역시 시술의 회수가 많을수록 효과가 있긴 하지만 완전 탈모하는 것이 곤란하다는 사실을 알았다.

(2) 액취 · 액와 다한의 남는 상태

전기 분해, 응고법을 받은 환자가 그 후, 액취를 어느 정도로 의식하고 있는지를 조사했다. 그 결과는 〈표45〉와 같다.

자각적인 면은 앙케이트에 의해 조사하고, 타각적인 면은 저자와 간호사에 의해 확인했다. 단, 환자의 대부분은 내원 때에 여러가지 약을 바르고 오거나 특히 청결하게 하고 오기 때문에 자각적인 면보다 적은 감이 있다.

그러나, 이 조사 결과는 암내의 남는 법, 혹은 암내 노이로제의 판단에 도움이 된다고 생각한다.

〈표45〉와 같이 액취가 없어졌다고 스스로 느끼고 있지 못한 경우는 단 한 사람이었다. 그러나 우리들이 본 타각적으로는 17명(19.7%)이었다. 강하게 남아 있는 것이 54건 62.7%이나 되었다.

따라서 이 요법을 실시해도 '전과 마찬가지로 냄새가 남아 있다'고 환자는 의식하고 있고 따라서 여기에 대한 불만이 높았다.

〈표44〉
전기 요법의 시술 횟수와 액모 재생과의 관계

평균 횟수＼액모정도 例數	−	±	＋	＃	＃＃	
	4	14	34	28	6	86
5　10						
4　5						
3　34						
2　25						
1　12						
계　86						

〈표45〉 전기요법후의 액취 · 국소 다한의 남아 있는 정도

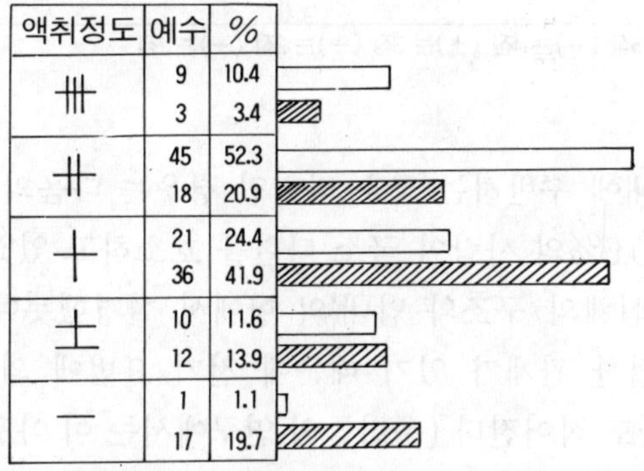

액취정도	예수	%
＃＃＃	9	10.4
	3	3.4
＃＃	45	52.3
	18	20.9
＋	21	24.4
	36	41.9
±	10	11.6
	12	13.9
−	1	1.1
	17	19.7

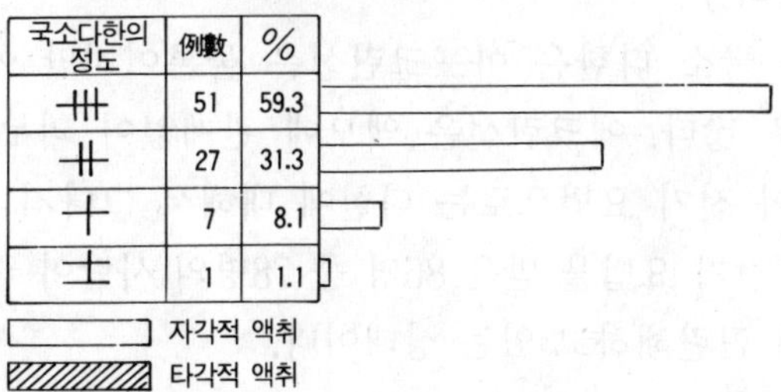

국소다한의 정도	例數	%
＃＃＃	51	59.3
＃＃	27	31.3
＋	7	8.1
±	1	1.1

184

〈표46〉 잔존 액모와 액취 유잔(遺殘)과의 관계 및 조직 소견

	임상적 소견						조직학적 소견				
액모 잔존 정도	−	±	+	⊥⊥	⊥⊥⊥	액모 잔존 정도	−	±	+	⊥⊥	⊥⊥⊥
인원 A군	3	9	12	5	2	인원 A군	3	9	12	5	2
정도 B군	1	5	21	23	5	정도					

점수=(⊥⊥⊥)는 5점 (⊥⊥)는 4점 (±)는 3점 (+)는 2점 (−)는 1점

한편, 암내에 수반하는 국소 다한인 경우는 다음의 〈표45〉와 같다. 그러므로 90.6%의 사람이 국소 다한을 호소하고 있었다.

'제10장 신체의 구조와 암내'의 항에서 설명했듯이, 아포크린선은 액모와 밀접한 관계가 있기 때문에 전기 요법에 의해 영구 탈모를 하면 분비물도 적어진다.(우리들의 연구에서는 이 아포크린 땀도 적어지지 않는다.)

그러나 국소 다한은 아포크린선은 물론이지만 에크린선에 의한 것이 매우 많다. 에크린선은 액모에 관계없이 피부 표면에 나오기 때문에, 이 전기 요법으로는 다한에 대해서 그다지 효과가 없다. 그 증가로서 전기 요법을 받은 86명 중 78명의 사람이 국소 다한이 제거되지 않아 곤란해하고 있는 상태이다.

(3) 액모의 남는 상태와 액취의 남는 상태와의 관계

다음에 액모의 남는 상태와 암내의 남는 상태와의 관계에 대해서 조사했다. 그 결과는 〈표46〉이다.

더구나 액모의 남는 상태를 5 단계로 나눠서 다시 액취의 정도를 점수로 해서 검토해 보았다.

액모가 없을 정도로 탈모하게 되면 액취는 감소하고, 액모가 증가함에 따라서 액취도 강해진다. 그러나 국소다한은 액모의 잔존(殘存)에 관계없이 남아 있다.

(4) 조직적인 소견

전기 분해, 응고법을 받은 후에 그 조직, 특히 아포크린선과 에크린선 등이 어떻게 변화하는지를 현미경으로 조사해 보았다.

[아포크린선]

전기 분해를 한 후에는 아포크린선의 배출관이 막히기 때문에 소실되지 않게 된다는 예상을 하고 있었다. 그런데 아포크린선은 그 후에도 전과 마찬가지로 계속 남아 있음을 알았다.

주로 액모가 없는 환자를 조직학적으로 검토해 보았다. 그렇게 하자 액모가 없는 부분(1)의 아포크린선은 액모가 있는 부분(十～卅)과 같은 정도로 평균 4.33정도 잔존하고 있는 사실이 판명되었다.

그리고 액모가 강도로 남아 있다(卅), 즉 전기 요법이 효과를 나타내고 있지 않다는 증례에 있어서도 역시 아포크린선은 강도로 남아 있었다.

[피지선, 모근에 대해서]

완전 탈모에서는 거의 피지선이 없어지고 있었다. 그리고 액모가 증가함에 따라서 피지선은 점점 증가하였다.

여기에서 다시 한번 액모와 피지선과의 관계를 검토해 보자.

피지선은 액모에 부속해서 존재하고 있다. 모포 피지선계로서 서로 그 기능을 분담하고 있다고 생각된다. 그 까닭에 액모가 없어지면 피지선도 소실되는 것은 당연할 지도 모른다.

그럼, 이 피지선의 존재는 무엇일까?

피부 표면에 나와서 피부 보호의 목적도 있지만 그 이상으로 중요한 것은 털에 지방분을 주고 매끄러움을 주는 것이 중요한 목적이다. 머리를 감은 후에 모발에 윤기가 없어지는 것은 이 지방분이 소실되기 때문이다.

(5) 전기 분해 · 응고법은 어떻게 작용하는가?

이상으로 보면, 전기 요법에 의해 모근이나 모포부가 파괴되면 아포크린선의 배출관이 폐색되어 아포크린선의 선강은 파괴된다.

이 전기요법의 효과가 있어 영구 탈모로 이어져도 1~2개월만 지나면 아포크린선은 기능을 회복하여 피부 표면에 땀을 배출하는 경우가 많다.

한편, 피지선은 차츰 위축 소실된다고 생각된다.(〈그림4〉①)

또한, 전기 요법의 효과가 불충분해서 액모가 재생하는 경우는(〈그림4〉②)와 같이 아포크린선, 피지선 모두 회복되고 그런 분비물들을 배출하게 된다고 추론된다.

이와 같이 전기 요법의 효과가 있어서 액모가 나오지 않게 되더라도 아포크린관은 폐색되는 일이 없이 아포크린 땀이 배설된다는 사실을 알았다.

그러나 전술(前述)과 같이 액취가 경감하는 사실은 어떻게 해석해야 좋을까, 이것은 다음 피지선의 분비 기능과 관계가 있는 것이 라고 생각된다.

(6) 암내는 왜 다시 일어나는가?

Shelley는 '아포크린 땀 그 자체는 무균, 무취로 여기에 세균 감염을

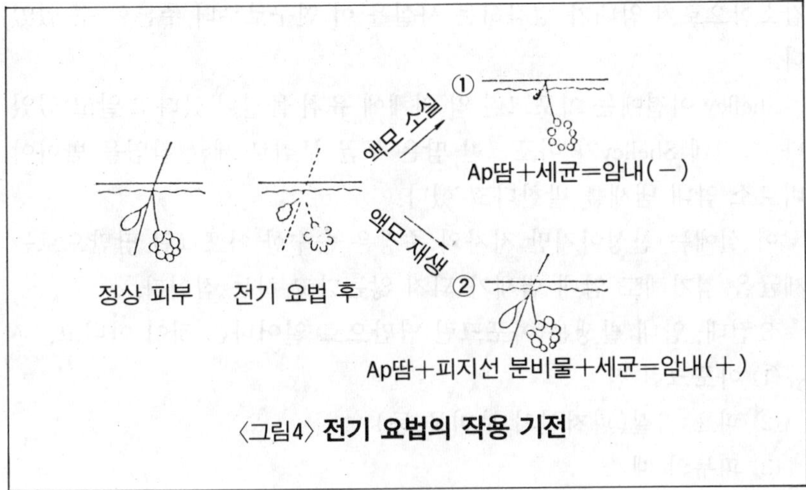

〈그림4〉 **전기 요법의 작용 기전**

첨가하면 암내의 냄새가 난다'고 말하고 있다. 그러나 Shelley가 말하는 아포크린 땀에는 피지선의 분비물이 혼입해서 순수 아포크린 땀이라고는 말할 수 없다.

이와 같은 사실에서 과연 아포크린 땀에만 세균이 첨가되어도 암내 냄새가 되는지 의문이라는 사실은 앞에서도 서술했다.('제12장 암내는 왜 일어나는가?' 참조)

그 증명으로서 전기 분해, 응고법으로 시술했을 때 아포크린선이 남아 있음에도 불구하고 액취가 감약하고 있는 것이다. 전기 요법으로 액모가 완전히 없어진 증례를 검토해 보면, 액모가 없어지면 확실히 암내는 경감한다.

그러나 이것을 조직학적으로 조사해 보면, 아포크린선은 수술 전과 마찬가지로 존재하고 있다. 그럼에도 불구하고 액취는 느껴지지 않게 된다.

이와 같이 아포크린 땀이 나오고 있는데도 불구하고 액취가 없어지는 것은 피지선의 소실과 결부시키는 편이 좋다고 생각된다. 피지선이

188

감소함으로써 암내가 경감하는 사실을 이.연구로부터 추론할 수 있었다.

Shelley 이전에는 아포크린 땀 자체에 유취 물질이 있다고 알고 있었다. 그런데 Shelley가 아포크린 땀은 무균 무취로 세균 감염을 받아야 비로소 암내 냄새를 발한다고 했다.

이 설에는 찬성이지만 저자의 주장은 순수한 아포크린 땀만으로는 세균을 첨가해도 암내 냄새가 되지 않는다고 하는 점이다.

요컨대, 암내 발생은 아포크린 땀만으로 일어나는 것이 아니고,

① 아포크린 땀

② 피표 지질(피지선의 분비물 등)

③ 피부의 때

④ 에크린선의 분비물

⑤ 세균

등으로 인해 분해되어 산생되는 2차적 산물이다.

(7) 전기 분해·응고법의 작용

이런 방법은 암내 치료가 아니고, 발모를 목적으로 개발된 것이다. 이것들이 액취증에 대해서도 유효성이 있다고 하는 사실은 지금까지 아포크린선 피지선의 배출관을 폐색하면 안 나오지 않을까 라는 설에 의해 비로소 탄생된 것이다.

한편, O씨는 심재성의 아포크린선이 남는 사실을 부기(付記)했다. 그러나 완전히 모포가 폐색되면 심재성의 아포크린선만이 존재하는 것은 의문스럽게 생각된다.

전기 요법이 액취증에 대해서 다소의 효과가 있음은 결국 아포크린선이나 피지선의 폐색이 아니고 발모에 의해 피지선이 위축되고 혹은 소실되는 데에 있는 것 같다. 그리고 이 아포크린선은 재생해서 아포크린 땀을 다시 배출한다.

전기 분해, 응고법은 안이한 방법으로 시술을 받으면 확실히 액모의 재생도 없어진다고 생각되기 쉽지만 1, 2개월 정도 지나면 다시 액모가 나오는 경우가 많다.

저자도 신(新)요법을 개발하기 전, 이 요법을 시험해 보았다. 간호사에게 맡기면 액모의 재생이 있고 불완전해질까 염려스러워 직접 응시해서 환자의 겨드랑이 밑에 얼굴을 묻고 한 개씩 끈기있게 치료를 계속했다.

이것으로 완전한 치료 효과를 얻을 수 있다면 고생도 마다하지 않으나 2, 3개월이 지나면 환자는 반드시라고 해도 좋을 만큼 재치료하러 찾아왔다. 즉, 액모가 재생하고 그것과 함께 액취가 강해진다는 사실을 알 수 있다.

이와 같이 일반적으로 봐도 전기 분해와 응고법으로는 완전 치유를 기대할 수 없다.

그러나 현재까지 이보다 더 적절하고 이상적인 요법이 없었던 것이 실상이었다.

B. 이온 토폴레제법

포르말린 액을 이온 하전(荷電)에 의해 아포크린선에 통과시켜서 아폴크린선의 응고를 꾀하는 방법이다.

[주] 조작은 양성을 자전극으로서 50~100mm의 크기로 이것을 여과지 또는 거제 여러 장을 말아서 약액에 적셔 국소에 밀착시킨다. 음극은 전자보다 크게 100~200mm로 물 또는 식염수에 적신다. 그때의 전압은 25V, 전류는 3~5mA, 통전 시간은 10분 내외이다.

Fred Levit 보고에 의하면 전류가 한관구(汗管口)와 괴사 폐쇄함으로써 제한 작용, 제취 작용을 초래한다고 한다.

H씨의 보고에 의하면 포르말린도, 생리적 식염수도, 종합적 이온토

폴레제 효과는 마찬가지였다고 하였다.

이 이온토폴레제법도 시술 직후론 현저한 제한 작용을 초래하지만 작용 시간은 1~2일, 때로는 3일에 걸치는 경우가 있을 정도로 치유에 이르지 않는 경우가 많다.

우리들의 조사에서도 이 방법을 먼저 받았다고 하는 환자는 한사람도 없었다. 따라서 현재는 그다지 이루어지고 있지 않는 것 같다.

□방사선 요법

A. 뢴트겐 조사법

이 뢴트겐 요법은 가끔 효과를 발휘하는 경우도 있다. 그러나 효과가 나타날 때까지는 상당한 기간을 요한다는 점과 조사를 반복하면 만성 뢴트겐 선궤양을 일으킬 위험이 있다.

지금은 거의 이루어지지 않고 우리들의 조사에서도 이 방법을 빌은 사람은 역시 또 한 사람도 없었다.

[주] 2~3mmA에 여과해서 전량 18~20X(kieh 단위)를 2~3일 간에 걸쳐 조사해서 4주일의 간격으로 반복(경증의 사람은 1mmA 여과 12~1.4X를 2개월 간에 조사, 3~4주일에 반복)한다. 조사 횟수는 10~25회. 소요 일수는 70~140일, 약 60% 정도의 전치(全治)였다.

조직학적으로는 모포, 피지선에는 위축을 다소 초래하지만 땀샘에서는 현저한 파괴, 위축은 하지 않았다.

B. 라듐 조사법

라듐을 액화에 댈 뿐이기 때문에 환자에게 아무런 고통을 주지 않고 효과가 있는 경우도 있다.

그러나 일반적으로 효과는 부정적인데, 너무 많이 조사하면 난치의 피부염을 초래하고, 또한 적으면 암내의 재발을 초래한다.

100mg을 3시간, 2일 조사 또는 43mg을 2시간 조사, 매일 실시해서 치유시킨 보고가 있다. 조사 범위가 좁은 라듐보다도 뢴트겐 쪽이 뛰어나다고 하는 보고도 있지만 현재는 양자 모두 그다지 이루어지고 있지 않다.

□수술적 요법

약제 요법은 아주 부지런히 약제를 발라야 하기 때문에 힘이 들고, 더구나 그 효과도 일시적인 것으로 완전치 않다. 전기 응고법 등의 이학적 요법은 상흔이 두드러지지 않는다고 하는 장점은 있지만 그 효과는 역시 환자의 기대와는 좀 먼 것이다.

그래서 '어떻게든 완전히 치료할 방법은 없을까? 근치 요법은 없을까'라는 생각은 누구나가 갖고 있고, 그래서 등장한 것이 수술 요법이다.

지금까지 여러 가지 연구자가 수술적 요법에 몰두해서 절제법, 소파법, 전제법(前除法) 등을 개발해 왔다.

그러나 이것 또한, 나중에 서술하겠지만 장점과 단점이 있어 이상적인 근치 요법이라고는 볼 수 없다. 결국 환자들은 약물 요법 등으로 인내하는 상태에 있다.

저자도 역시 연구자의 한사람으로서 종래의 방법을 정성껏 검토했지만 아무래도 만족할 수 없기 때문에 '뭔가 좋은 방법이 있을 것'이라는 신념 아래에 연구를 계속했다.

이상적인 요법의 모델은 다음과 같아야 할 것이다.

① 미용적으로 뛰어날 것

바꿔 말하자면 상흔이 눈에 두드러지지 않아야 한다. 따라서, 소절개

192

(小切開)로 끝내는 것이 중요하다.

② 효과가 확실할 것

예리한 날붙이로 피부의 뒤쪽에 있는 땀샘 등을 깎아 내는 것이다.

③ 수술 후에는 피부의 회복, 즉 압박 고정이 확실할 것

그것은 깎아 낸 피부 아래에 혈액이 모이면 피부로 영양분이 가지 않게 되어 괴사하는 것을 예방하기 위해서 이용되는 방법이다.

④ 수술 기간(처치 기간)이 단기간일 것

치료 중에 시중을 받아야 할만큼 고통스러워서는 곤란하다. 또한, 암내 환자의 대부분은 열등감으로 친구 등 주위 사람들에게 숨기고 수술하고 싶어하므로 장기간의 치료는 바람직하지 않다.

이상과 같은 조건에 부응하는 치료 방법은 없을까 라는 생각으로 10년간 연구를 계속했다. 그 사이에 여러 가지 곤란이 있었지만, 현재 '피하 조직 소제법'이라고 하는 독자적인 방법을 드디어 완성시켰다.

기초 실험의 과정에 있어서 득수 기구 및 처치법을 개발하여 ,①과 ②의 조건을 만족시키는 것으로 '피하 조직 소제법'을, 또한 ③과 ④의 조건을 만족시키는 것으로 '꿰맹식 압박 고정법'(Double-Tie-Over)이라고 하는 처치법을 고안해 냈다.

이 '피하 조직 소제법'의 요법도 그저 단순한 착상으로 완성된 것이 아니고, 여기에 이르기까지에는 여러 연구자들의 몇가지의 시험 방법을 기초로 하였다. 우선, 요법부터 소개해 보자.

A. 액와 피부의 절제법

근치 요법으로서 가장 많이 이용되어 온 것으로 다음과 같은 방법이다.

피부 아래, 약 1~3mm 정도의 부분에 있는 아포크린선과 에크린선만을 제거하기 위해서 액모가 있는 부분의 피부를 방추형으로 자르는 방법이다.

피부는 절제한 후에 마주 꿰매는 단순한 수술인 만큼 의사라면 누구나 할 수 있는 수술처럼 생각하기 쉽지만 그렇게 간단한 문제는 아니다.

왜냐하면 액모의 범위에는 개인차가 있어 좁은 경우는 매우 간단한 수술이 되지만, 넓은 경우는 완전히 피부를 절제하여야 하는데 한정된 겨드랑이 피부 중에서 약 6cm 폭 정도의 피부 결손이 생긴다.

그리고 그것을 꿰매어 움츠리면 겨드랑이 밑의 피부 밑에 있는 신경이나 혈관을 압박해서 손이나 팔의 저림 등의 신경 장해를 일으킬 우려도 있다. 또한, 혈관이 압박당하기 때문에 손쪽의 혈액 순환이 잘 되지 않게 되어 부어오르는 현상이 나타나기 쉬워진다.

더구나 피부의 결손을 무리하게 꿰매어 오므리기 때문에 피부의 긴장이 강해지므로 봉합한 실을 뽑는 작업, 즉 발사를 빨리 할 수 없다. 따라서, 2~3주일은 안정을 취해야 한다. 너무 일찌감치 발사하면 모처럼 붙은 피부가 떨어져서 일부가 벌어져 버린다.〈사진15〉

이렇게 되면 아무래도 약 1~2개월의 치료 기간을 더 두어야만 하는 불편함이 생긴다.

또한 켈로이드 체질(상흔이 부풀어 오르고 붉게 부어오르는 체질)이기라도 하면 큰 일이다. 이 켈로이드 때문에 상흔이 보기 흉해질 뿐만 아니라 팔을 움직이지 못하게 될 경우가 있다.

이런 위험성이 있기 때문에 의사는 수술 때에 충분히 피부를 절제하고 싶다고 생각해도 아무래도 작게 절제하고 그것도 중심부만이 되기 쉽다. 모처럼 수술했는데도 불구하고 암내가 남아 버리는 결과가 된다.

수술 직후의 상흔은 한 개의 선이 되고 액모도 작고 소범위이다. 그러나 시일이 지나면 이 상처는 차츰 퍼져간다.

이전의 외과 수술에서는 상처 부위의 확대를 예방하는 처치가 취해지지 않았기 때문에 피부가 긴장하면 그것이 풀릴 때까지 반흔(상흔)

이 점점 퍼져 갔다.(〈사진16〉·〈그림7〉 참조)

이렇게 되면 수술부 주위의 액모가 밀생하고 있음에도 불구하고 중심부는 상흔 때문에 무모가 되어 마치 대머리와 같이 되어 오히려 보기 흉해진다.(결박성 독두증)(〈그림6〉 상단)

그래서 성형 외과적인 입장에서 여러 가지가 연구되고 개량되어 왔다.

〈그림6〉 아래와 같이 액모부를 절제한 후 절개를 추가한다.

이것을 Z-성형 수술(Z-plasty)라고 부르고 있는데, 성형외과에서는 활발히 이용되고 있는 방법이다. 이 방법을 이용함으로써 크게 피부를 절제해서 뒤틀리는 일이 없어지게 되었다.

또한 상흔도 한 개의 선이 아니고 Z 상이 되기 때문에 두드러지지 않게 되는 장점이 있다.

[주] Z-성형술(Z-plasty)〈그림5〉

이 방법을 액와부에 처음 응용한 것은 Greely(1950) 이었다.

O씨에 의하면, 이 이론은 2개의 3각 피변을 교환함으로써 2점간의 거리를 연장시키는 데에 있다.

즉, 〈그림5〉의 (ㄱ)과 (ㄴ) 사이가 반흔(상흔) 등으로 연장시키고 싶을 때는 피부 절개를 추가해서 피부변 a, b를 〈그림〉과 같이 교환하여 봉합함으로써 (ㄱ)과 (ㄴ) 사이는 연장해서 반흔에 의한 옥죄임이 없어진다.

이런 Z-성형술을 이용함으로써 피부의 긴장이 제거되게 되었다. 또한, 성형외과적 봉합의 진보에 의해 현재는 절개부를 거의 모르게 되었다.

그러나 환자들은 아직도 납득하지 못하는데, 액와부에 상처가 남아 있기 때문이다. 절제법에는 다음의 3 가지가 있다.(〈그림7〉 참조)

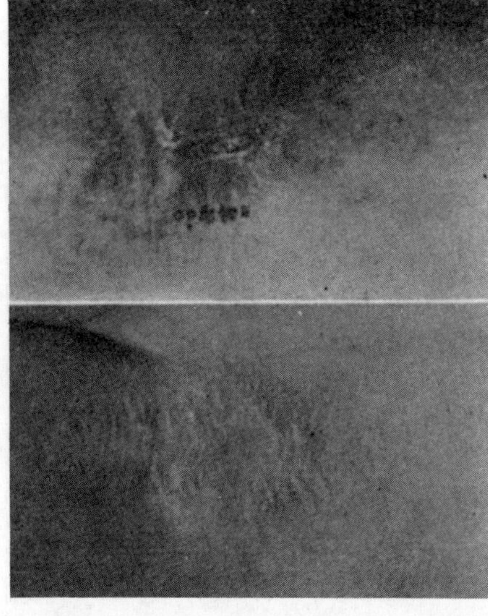

〈사진 15〉
**피부 절제술 후의
봉합 부전(不全)**
피부가 부족하기 때문에 상처가
벌어지는 경우가 많다.

〈사진 16〉
**피부 절제 후의
상처의 확대**
이와 같이 주위에 액모가 아직 남고,
게다가 상처가 확대해서
보기 흉해진다.

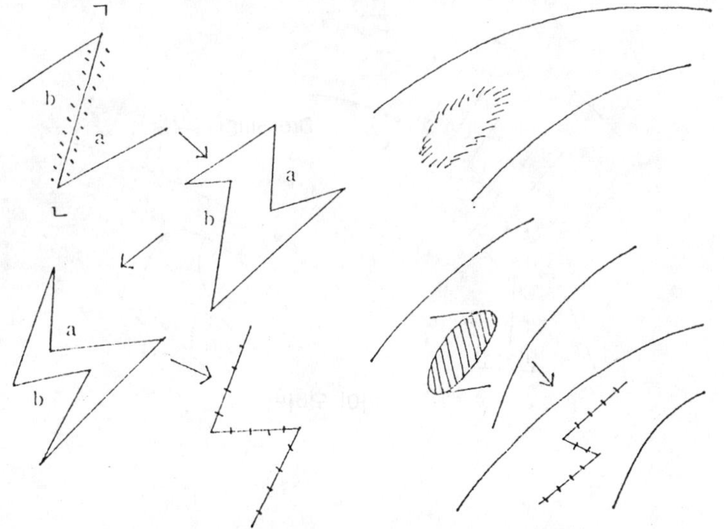

〈그림5〉 Z-plasty법   〈그림6〉 상단은 결찰성 독두증양의 액모

196

〈그림7〉 단순 절제법
피부 절제
봉합
상처의 확대
〈그림9〉 부분적 절제법
〈그림8〉 압박 고정법(반창고에 의한다)
Dressing(압박물)
반창고
타이 오버법

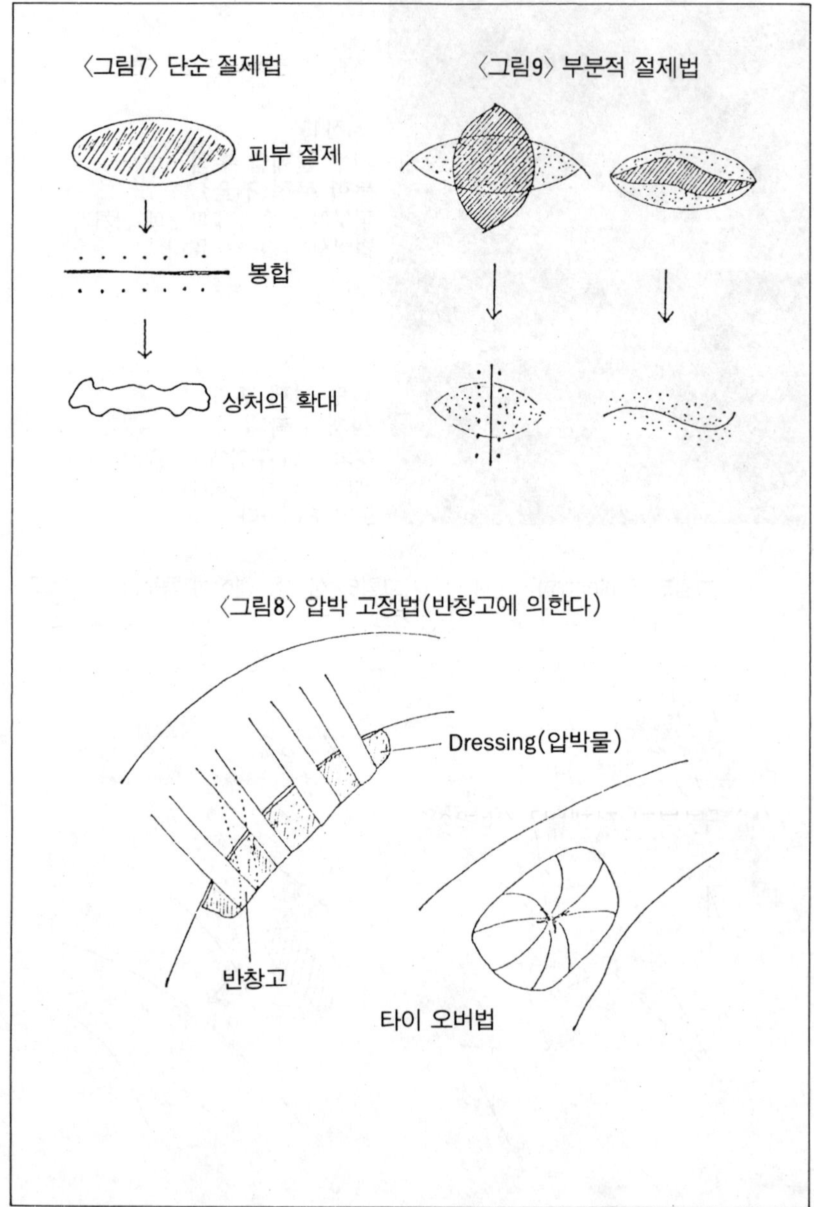

[주] (a) [단순 절제법] 〈그림7〉 참조

단순히 절제해서 봉합하는 방법이다.

P씨 보고(1952) 40건 중

'매우 좋다' ··· 19%

'좋다'·· 57%

'별로 좋지 않다' ··· 24%

K씨 보고(1954) 52건 중

11건의 원격 성적에 있어서 '좋다'가 대부분이었다. 그러나 원격 성적이 좋은 만큼 충분히 절제를 했을 때는 14건(26.5%)에 혈종 상처가 벌어지거나 해서 약 30% 이상이 2주일 이상의 치료 일수를 요했다.

E씨 보고(1958) 치료 효과는,

'매우 좋다' ··· 56%

'좋다'·· 35%

'별로 좋지 않다'··· 9%

주변부의 액모부는 유잔했기 때문일까, 연수의 경과와 함께 점점 나빠진다.

M씨 보고 75.5%의 치료 효과.

(b) [부분적 절제법] 〈그림9〉

에크린선과 아포크린선의 집중 부위인 액와 중앙부만을 절제하는 방법이다. 그러나 주위에 아포크린선이 유잔하기 때문에 환자는 만족할 수 없다는 결점이 있다. Hurley, Shelley(1963)는 액와 중앙부를 단경에 따라서 방추형으로 절제하는 방법을 썼다.

Timpton은 마찬가지로 부분 절제를 해서 주위를 박리함으로써 땀샘의 배출관도 파괴되어 좋은 결과를 얻었다고 보고하고 있다.

Bretteville Jansen(1973)은 Shelley법에 기초해서 부분적 절제 2건 중, 2건이 모두 합병증이 있었고, 상처 치유에 21일간이 걸려, 결과는 그다지 좋지 않았다고 하였다.

S형 절제법을 16건 시행해서 합병증 4건(25%)으로 평균 20일 이상의 치유 일수를 요했음을 보고하였다.

(c) [Z-plasty](〈그림6〉 하단)

B. Jansen은 21건에 이 방법을 실시해서 합병증 3건(14.3%)가 있고, 95.3%에 좋은 결과를 얻었음을 보고하고 있다.

B. 피하 조직 소파법

1948년 카노우씨에 의해 개발된 방법이다. 절제법의 경우는 상처 부위가 커지기 때문에 작은 절개로 피부의 뒤쪽부터 처치하려고 하는 시험이었는데, 예시라고 불리는 일종의 스푼과 같은 기구로 피부의 안쪽을 소파해서 아포크린선을 제거하였다.

[주] 카노우씨는 이것은 예시와 달리 날끝이 둥그스름한 소파기를 고안해서 사용했다.

수술법은 액와부의 중앙부, 혹은 아래쪽에 소절개를 해 두고, 피하 조직을 떼어 거기로 이 소파기를 넣는다. 그리고 피부의 뒤쪽을 세게 긁어서 아포크린선을 제거한다. 그러나 날끝이 예리하지 않기 때문에 피하 조직을 소파하기는 매우 어려운 일이다.

예시와 손바닥으로 피부를 사이에 끼우고 소파를 하지만, 완전히 소파를 하기는 곤란한 것 같다. 또한, 완전히 소파하려고 너무 세게 긁으면 피부가 손상되어서 피부 내에 출혈을 일으켜 붉으스름한 피부색을 남길지도 모른다.

그것보다 좀더 중요한 것은 수술 후에 피부에 압박을 충분히 주지 않으면 피부가 썩을 우려가 있다. 현재까지 〈그림8〉과 같은 압박감이 이용되어 왔지만 효과가 불확실했다.

이와 같이 소파법은 수술 성적도 그다지 좋지 않고 수술후에 부작용이 생기기 때문에 현재 시행하고 있는 곳은 적은 것 같다.

　[주] 카노우씨 보고……135건 중 11.1%가 '좋지 않다'였으며, 8건 중 5.9%가 합병증을 초래했다.

　쿠로다 보고……21건 중에 좋은 결과를 얻었지만 30건 중에 18건 (60%)의 합병증을 초래했고 40%가 2주일 이상의 치료 기간을 요했다.

　더구나 최근 K대학의 P씨 등(1974)이 5개년 간에 157건의 피하 조직 소파법에 '타이오버 압박법'을 실시해서 원격 성적을 얻은 18건에 좋은 결과를 볼 수 있었음을 보고하고 있다.

C. 전제법

　이 방법은 액와부에 절개를 가해서 액모부를 벗기고 그 피부를 뒤집는다. 그리고 가위로 자른다.

　그리고 소절개로 실시하는 '타니오쿠법'.

　또한 액모의 폭에 따른 절개를 실시하는 '분뉴우 법'이 있다.

　그러나 모두 조작은 상당히 번거롭다. 왜냐하면 액모부의 피부를 손가락으로 밀어 올려서 절개변으로부터 피하 조직을 노출시켜 잘라내는 것이지만 너무 자르면 피부를 손상시키고 불충분하면 액취, 다한이 남는 등 조작이 어렵고 숙련을 요하는 수술이다.

　[주] Skoog(1962), 〈그림6〉과 같이 Z상의 절개를 해 두고 15건 중 3건(20%)에 혈종, 상처가 벌어지는 등의 합병증을 초래했다.

　B-Jansen은 십자상과 같은 피부 절개를 해 두고, 7건 중, 6건에 합병증을 초래했다. 평균 30일 이상의 치료 기간을 요하고 원격 성적에서 7건 중, 4건은 효과가 불확실했다.

　또한 B-Jansen은 S형 절개해두고 전제했지만 이것도 마찬가지로 그다지 효과는 좋지 않았다.

그 외 V자형으로 피부를 반전해서 마찬가지로 아포크린선을 전제하고 봉합하는 방법을 취하고 있다.

전제법을 확실히 하기 위해서는 '식피의 항'에서 서술하겠지만 중간층 식피와 같은 만큼 전제해야 한다. 그러나, 이 수술 후의 처치가 개발되어 있지 않고 〈그림8〉과 같은 방법에서는 수술 후의 성적은 그다지 좋지 않았다.

Skoog과 B. Jensen이 실시한 피부 절개에서는 수술 후의 압박 고정 처치를 확실히 하지 않으면 상처가 벌어지기 쉬운 경향이 있다.

저자가 개발한 '더블 타이 오버법'도 나중에 서술하겠지만 일종의 긴장을 제거하는 방법으로 이 전제법의 뒷처치에 적합하다.

따라서 전제법도 이 뒷처치를 충분히 하면 비교적 좋은 방법이다. 그러나 상처가 남는 점, 치료 일수가 길어지는 경향이 있는 결점이 있다.

D. 그 밖의 방법

그 밖의 방법으로서는 요시다법, 교감 신경 절제법, 액와 피부 절재 및 피변 이식법 등등 여러 가지의 방법이 연구되어 왔지만, 현재는 이용되고 있지 않다.

[주] 요시다법

식피도(Dermatom)를 이용해서 액와 부분을 중간층의 두께로 절제하고 이것을 일시 보존해 두고 이어서 그 부의 진피 심층, 아포크린선 등 피하 조직 심층을 절제해서 전기의 중간층 피부 조각을 다시 그 부에 식피하고 상처면을 피복하는 방법이다.

그러나 이 방법은 액취를 완전히 치료하는 방법으로서 확실하지만 수술이 번잡하다. 식피 조각의 색소 침착, 식피 주위에 반흔을 남기고 또한, 실패 조각의 축소가 일어나서 때로는 식피부에 주름 형성이 일어난다.

또한, 경우에 따라서는 식피가 잘 되지 않는 등의 결점이 있기 때문에 현재 이루어지고 있지 않다.

그러나 저자가 개발한 소제법의 근본은 이 요시다법과 같은 방법으로 중간층 식피에 준하는 것이다. 다른 점은 소절개로 피부의 뒤쪽에서 소제를 실시하고 또한, 같은 피부를 밀착시키는 것이다.

[액와 피부 절제겸 피변 이식법]

K씨는 절제법을 실시한 후, 이 피부 결손부에 피부 이식을 해서 좋은 성적을 올린 것을 보고하고 있다. 그러나 큰 반흔이 액와부와 다른 부분에 생기기 때문에 이상적인 수술 방법이라고는 말할 수 없다. 그리고 이것도 또한, 현재 이루어지고 있지 않다.

[교감 신경 절제술]

액와의 땀샘에 분포하는 교감 신경을 절단하여 액와 땀샘의 분비 능력을 없애는 방법이다. 그러나, 이 방법도 일시적이고 재발하기 때문에 그다지 이용되고 있지 않다.

이상과 같이, 여러 가지의 방법이 개발되어 왔지만 모두 장단점이 있어 만족할 만한 방법이 없는 것에 처해 있다.

제 14 장

암내는 깨끗이 치료된다

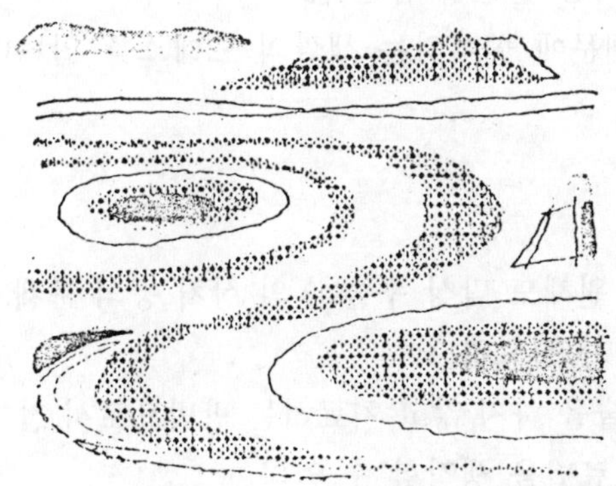

피하 조직 소제법

지금까지 암내의 여러 가지 치료법을 설명해 왔다. 아마도 대부분의 환자가 암내를 치료하고 싶다는 열망에서 한두 가지 방법에 매달려 왔을 것이다.

그러나 그 결과는 어떤가? 많은 환자들은 만족을 얻기는 커녕 좌절감을 느끼기도 했을 것이다. 그럼, 어떤 점이 과연 불만인지 그것을 간단히 정리해 보자.

약제 요법

국소에 여러 가지의 약을 발라서 치료하는 방법으로 다소 암내의 냄새를 경감시킬 수 있다. 증상이 가벼운 사람은 청결하게 하고 이 방법을 이용한다면 이것으로 충분하다.

그러나 그 외에는 효과가 일시적이고 국소 다한의 고통이 조금도 경감되지 않는다는 불만이 남는다.

국소 다한 때문에 좋아하는 색깔의 드레스를 입는다는 것은 꿈도 꾸지 못한다.

이학적 요법

당장 수술을 원해도 막상 수술 후의 상처 등의 문제가 걱정이 되므로 상당한 용기가 필요하다.

그렇다면 수술을 하지 않고 치료하는 방법으로서 전기 분해, 응고법 등의 이학적 치료법을 생각할 수 있다.

그러나 이 방법은 다음의 세 가지 결점이 있다.

① 실제 고생에 효과가 확실치 않다.

② 암내는 다소 기대할 수 있지만 겨드랑이 밑의 다한이 제거되지 않는다.

③ 1회만의 치료로는 충분치 않아 3회 이상 치료를 받아야 한다.

그래도 결과는 만족할 수 없으며, 오히려 정신적인 고생과 비용을
감수해야 한다.

수술적 요법

좀더 효과적인 방법을 기대한다면 수술적 요법 밖에는 없다. 절제법
이 가장 일반적인데, 액모가 있는 장소의 피부를 전부 제거하기 때문
에 큰 상처가 남는 결점이 있다.

따라서 상당히 미용적인 고려가 이루어지는 의료 기관을 선택하지
않으면 그 상처 때문에 오히려 다른 고민으로 괴로와하게 될 지도
모른다.

또한, 피부 뒤쪽에서 소파하는 소파법은 상처가 작다고 하는 점이
있지만 효과 쪽은 불확실하다.

전제법은 어떤가 하면, 비교적 확실한 방법이지만 의료측에 상당한
숙련과 끈기가 있어야 한다.

이와 같이 암내 치료법의 실제를 검토해 보면 근본적인 치료법은
없다.

다음에 저자가 개발한 '피하 조직 소제법'에 대해서 서술해 보기로
하겠다.

치료 기구(피하 조직 소제기)의 개발

대략 10년 전, 암내 치료를 위해서 저자는 전기 응고법을 이용하고 있었다. 그때, 겨드랑이 털을 한 개씩 치료하는 조작의 번잡함과 그에 비해서 효과가 오르지 않는 이유 등으로 이 요법에 대해서 의문을 느꼈다.

그리고 어떻게든 소파법과 같이 작은 절개로 더구나 확실하게 피부 뒤쪽에 있는 아포크린선과 에크린선을 제거하는 좋은 방법은 없을까 라고 고민하기 시작했다.

그러다가 고민을 발전시켜서 소파법에서 사용하는 것 같은 잘 들지 않는 칼로는 불가능하다는 결론을 내리고 예리한 교환 면도날(안전 면도날)로 피부 뒤쪽에서부터 일정 각도를 유지하여 깎아내는 방법을 연구했다.

그런데 이 방법을 위해서는 이 면도날에 우선 평균적으로 압력이 가해져야 한다. 그렇다면 무엇으로서 압력을 가하면 좋을까 라고 연구를 거듭한 후에 실제 행동으로 옮겼다. 처음엔 〈그림10〉과 같이 평판으로 누르면서 견인해 보았다. 물론 닭이나 토끼의 껍질을 사용한 실험이지만 결과는 오히려 너무나 날이 잘 들어 버려서 실패했다.

다음에는 피부 뒤쪽에서 전기 바리캉의 잘 드는 날을 좌우로 이동시키는 방법도 생각해 보았지만 피부 아래에는 지방 조직이 있고, 또한 출혈도 있기 때문에 날은 곧 무더지고, 소독도 큰 일이었다. 또한, 그 정도의 기구를 피부 밑에 넣으면 아무래도 상처 부위가 커지는 결점이 생겼다.

이것 저것 생각을 하고 있을 때에, 어떤 사람으로부터 '롤러로 이

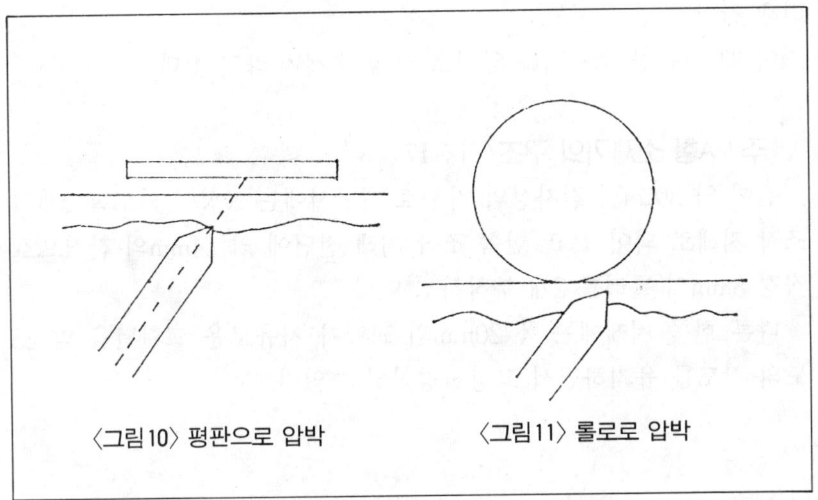

날면을 향해 눌러 보면……'이라는 힌트를 얻을 수 있었다.〈그림11〉

　일단 '롤러'라고 하는 힌트를 얻은 후, 여러 가지 기계 메이커와 상담해 보았지만 어느 곳에서도 긍정적인 답변을 주지 않았다. 그래도, 겨우 아는 사람에게 부탁해서 시작품을 만들었고, 이것이 완성될 때까지 착상하고 나서 약 2년의 세월이 지났다.

　더구나 그 시작품은 일반 수술 때에 사용하는 헝겊 조작 겸자를 이용하여 여기에 롤러와 안전 면도날을 붙인다고 하는 지극히 간단한 방법이었다. 어쨌든, 기구가 완성되었기 때문에 비로소 특허를 출원했다.

　왜냐하면, 저자와 같은 생각을 갖고 있는 사람이 없는지를 확인하지 않았기 때문이었다. 그리고 힌트를 준 친구에게 경의를 표하는 의미도 담고 있었다.

　시작품의 소제품이 완성되었기 때문에 조속히 동물 실험을 개시했다. 이 실험에서 피하 조직만을 깎아내는 것의 가능성을 불충분하지만 확인했다. 그리고, 횟수를 거듭함으로서 요령도 마스터했고 자신감을 더해 갔다.

이 때 사용한 소제기를 임시로 'A형 소제기'라고 했다.

[주] A형 소제기의 구조〈사진17〉

길이 약 30cm의 겸자상의 기구로 개방시에는 X상이 되도록 2개의 조작 지레로 되어 있고, 한쪽 조작 지레 전단에 약 14mm의 간격으로 직경 8mm의 롤러를 2개 부착하고 있다.

다른 한쪽 지레에는 폭 20mm의 교체가 자유로운 교환날을 약 25도의 각도를 유지하면서 고정·장착하고 있다.

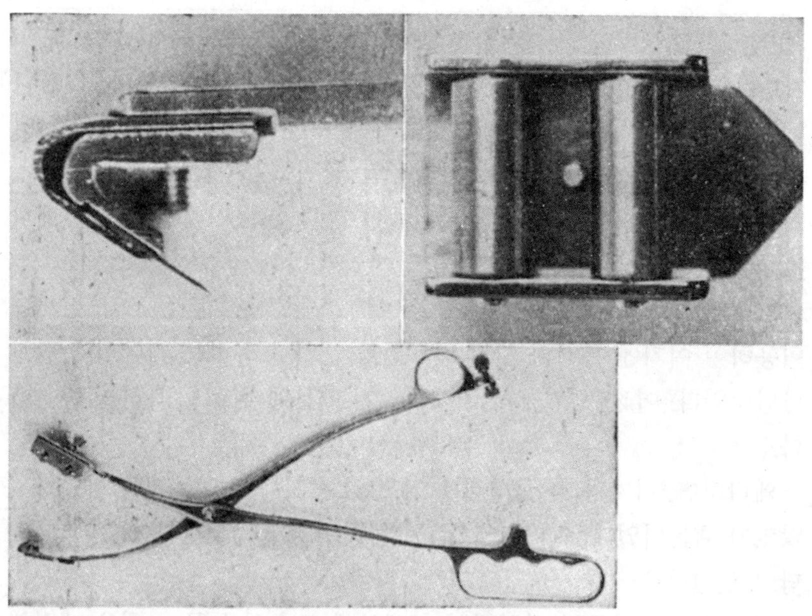

〈사진17〉 A형 피하 조직 소제기

압박 고정법의 개발

이와 같이 소제기를 개발할 수 있었다고 해서, 이 암내 치료의 전망이 보인 것은 아니었다. 이 이상으로 얇게 깎인 피부를 생착(잘 붙이는 것) 시켜 괴사(썩는 것)를 예방해야 한다는 난관에 부딪쳤다.

그래서 수술 후의 일을 진지하게 연구했다. 수술후, 박리한 피부를 어중간한 압박 고정에서는 '소파법'의 항에서 설명했듯이 피하에 혈액이 모이는 경우가 많았고, 또한 용변이나 식사 등의 팔 운동으로 소제한 피부의 고정을 얻기가 곤란하였다.

여기에 대해서 뭔가 새로운 처치법을 내오지 않으면, 소제는 할 수 있어도 피부가 썩어 버릴 지도 모른다. 이 때문에 식피술의 분야에서 사용되는 압박 고정법(타이 오버법)에 준한 압박 고정법을 받아들이는 것이 좋다는 사실을 깨달았다.

□타이 오버법(Tie-over 법)

이 타이 오버법이란 거제 위로 피부와 함께 고정하는 방법이다.

식피 등으로 얇은 피부를 심었을 때, 그 식피 조각과 모상인 피하조직 사이에 적당한 압박 고정이 없으면 잘 붙지 않는다. 이것을 위해서는 혈액이나 조직액이 모이지 않도록 이 방법이 흔히 이용된다.

이 방법은 Galtier(1937)에 의해 고안된 것으로, 식피를 건강부와 꿰맨 실을 자르지 않고 남겨 두고, 그 실을 이용하여 식피상에 놓은 솜, 가제 등 위에서 〈그림12〉 a, b와 같이 연결하는 점에서 타이 오버법이라고 부르고 있다.

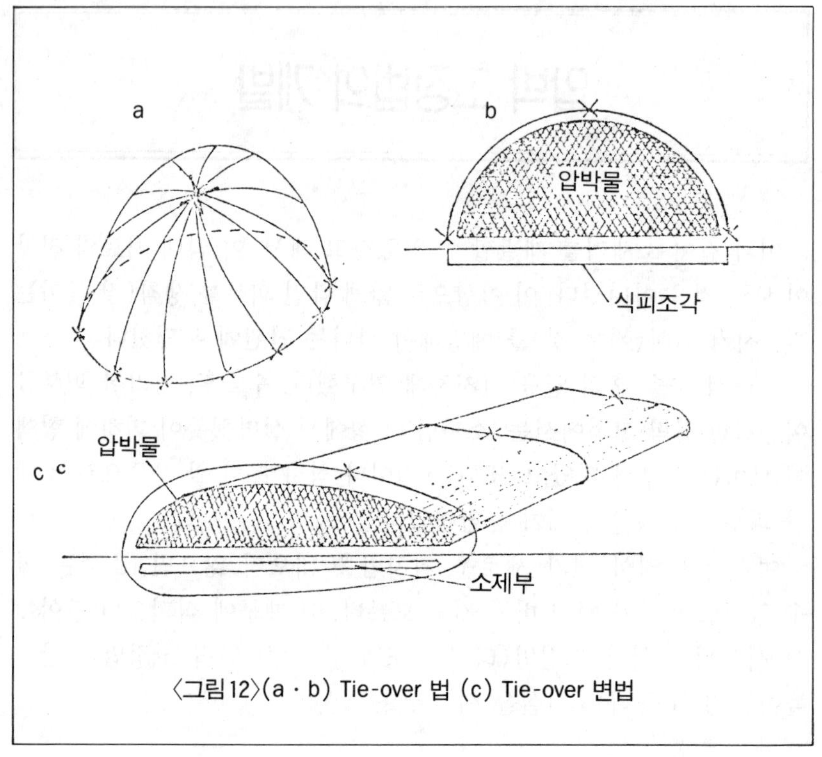

〈그림12〉(a · b) Tie-over 법 (c) Tie-over 변법

처음 저자가 취한 방법이란 압박 고정이 충분하고 또한 지혈이 충분하도록 박리 피부 위에 가제를 놓고 피하 조직 밑으로 식을 통과시켜서 거제와 함께 연결하는 방법을 취했다. 소위 타이 오버법의 변법이다.(〈그림12〉의 c참조)

지금까지의 타이 오버법에서는 압박 가제가 너무 커서 상완을 내릴 수 없었기 때문에 여러 가지의 불편이 따랐다.

이 소제기와 수술 후의 처치 방법의 전망이 섰기 때문에 제1호 환자가 나타나기를 낙으로 삼고, 또한 그 사이에 두세 명의 환자에게 권했지만 저자의 속마음을 들켜서 깨끗이 거절당했다.

□제1호 환자

제1호 환자의 입후보자는 좀체로 나타나주지 않았다. 그래서 아는 이에게 부탁해서 겨우 제1호 환자가 나타났다.

동물 실험에서는 의사쪽도 홀가분하지만 막상 환자를 대상으로 한 실전에 임하면 만일에 실패에 대한 두려움으로 초긴장 상태에 놓이게 된다.

하긴, 만일 실패해도 절제법과 같이 썩은 피부를 도려내고 성형외과적으로 봉합할 수 있다. 그러나 그런 식으로는 하고 싶지 않았기 때문에 수술을 하는 쪽도 수술받는 쪽도 긴장의 연속이었다.

그러나 수술 결과는 더할 나위 없이 좋아서 수술 전까지는 방에 들어가기만 해도 냄새를 맡을 수 있을 정도로 심각했지만 수술 후에는 겨드랑이에 코를 직접 갖다대지 않으면 모를 정도까지 되었다.

또한, 상처도 깨끗하여 환자는 물론, 오랜 연구를 해왔던 저자로선 대단한 기쁨을 느낄 수 있었다.

□연구의 경과

소제법은 처음에는 반드시 확실하다고는 말할 수 없었지만, 다행히 피부를 별로 손상시키지 않은 피하 조직을 깎아낼 수 있고, 수술 후의 처치에 있어서도 피부가 썩는 하는 일은 없었다.

저자는 이상적인 수술에 제1보를 내딛은 것이다.

그러나 만사가 순조롭게 진행되었다고는 볼 수 없었다. 약간의 냄새가 남거나 혹은, 수술 도중에 박리 피부를 다쳐서 생각대로 소제를 할 수 없었던 증례도 있었기 때문이다.

환자쪽의 노력을 얻으면서 '우선, 이 정도면 괜찮다'라고 자신을 더해 간 것은 3년 후였다. 그리고 이 사이에 얻은 체험을 '액취증의 관혈(觀血) 요법의 일신법(一新法)'이라고 하는 논문을 정리해서 발표했다. 또한, 이것과 시기를 같이 해서 소제기의 특허도 얻었는데, 저자와 같은 아이디어로 암내 치료를 지향하는 사람이 없다고 하는 사실이 증명되었기 때문이다. 그런데 이것은 기쁨보다도 오히려 슬퍼해야 할 일일지도 모른다.

그 후, 저자는 이 방법을 완성시켜서 암내 치료를 완전하게 해야겠다는 열정을 갖고 증례를 겸해서 데이타를 정리하여 그 결과를 기회가 있을 때마다 발표해서 많은 사람들에게 암내에 대한 인식을 높여 주려고 노력을 계속해 왔다.

소제법은 왜 확실한가?

　피하 조직만이 왜 안전, 신속, 확실하게 깎아 낼 수 있는지를 설명하도록 하겠다.

　박리한 피부의 안쪽에서부터 확실히 피하 조직을 깎아내기 위해서 예리한, 갈아끼우는 면도칼로 깍으려 했지만 이대로는 피부를 손상시키기 때문에 그 방지책으로서 날면에 대해 한결같이 롤러와 같은 압당부로 누르는 것이 좋다는 사실은 앞에서 서술한 대로이다. 이 때 날면과 롤러와의 면이 평행이 되도록 유지하는 것이 중요하다.

　〈그림13〉—①과 같이 만일 압당부의 롤러 중심축　수선의　접점(A_1)에 날끝이 와 있으면 어떻게 되는지, 그 확대도가 〈그림13〉—②이다.

　이와 같은 관계로 피부를 집어서 견인하면, 날끝은 B방향으로 진행되어 피부가 손상해 버린다. 이것은 끝의 판자로 누른 것과 같은 원리이다.

　다음에 압당부 롤러면에 날면이 평행해지도록 안쪽으로 날을 이동시킨다. 이것을 확대하면 〈그림13〉 아래—②와 같이 된다. 즉, 날면 a·b가 롤러면 A, B에 평행이 되도록 장착한다.

　이 때, 화살표와 같이 c·d의 압력이 가해져서 e의 방향으로 견인당해도 피부의 손상은 없다. 이와 같이 예리한 갈아끼우는 면도칼을 이용해서 피부의 뒷면에서부터 또한, 한쪽 날면에 대해서 압당부 롤러를 이용함으로써 안전·신속하게 피하 조직을 소제할 수 있음을 알았다.

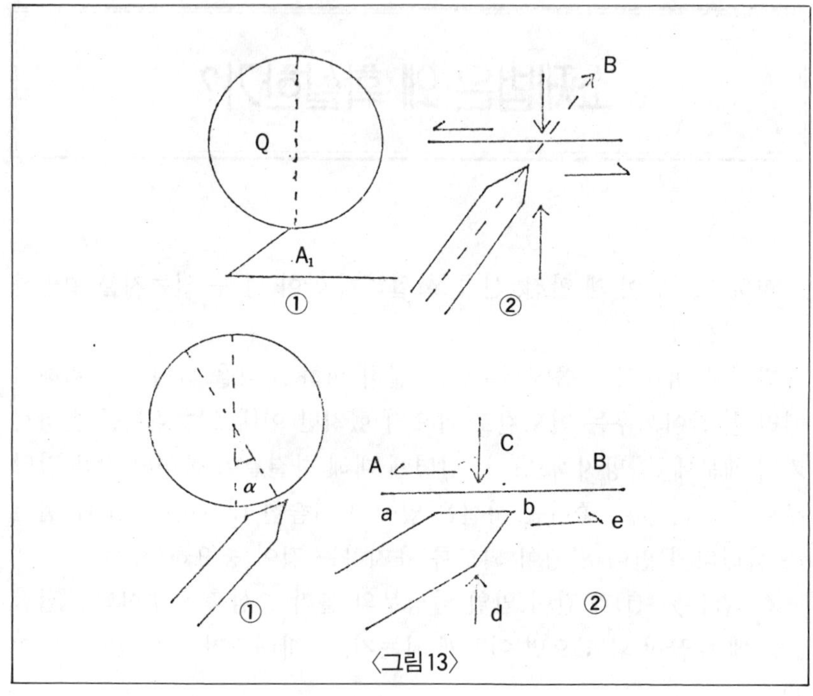

〈그림13〉

□개량형 B형 소제기의 시작

이 A형 소제기에서는 만족할 만한 임상 결과를 얻을 수 없었기 때문에 다른 방법으로 시험해 보았다.

여기에 전제가 된, 압당부 롤러의 직경이 큰쪽이 날면에 대해서 평행을 취하기 쉽지 않을까, 또한 롤러면에 가는 가로홈을 낸 쪽이 피부에 대한 마찰이 늘어나서 피부를 보다 보내주기 쉬워지는 것은 아닐까 등이었다.

이것을 개량해서 만든 것이 B형 소제기이다. 그 결과 A형 소제기보다도 간단히 소제할 수 있게 되었다.

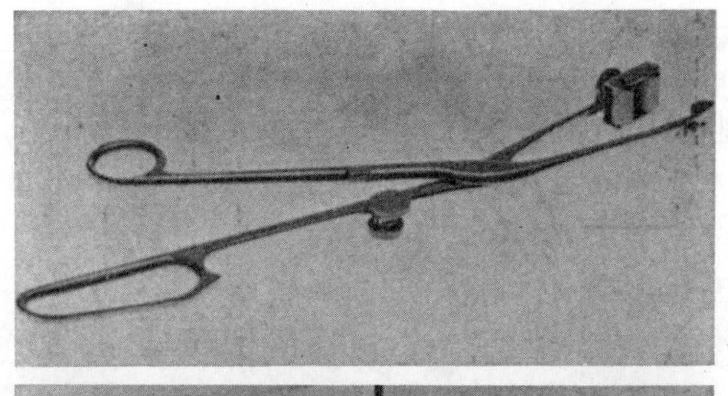

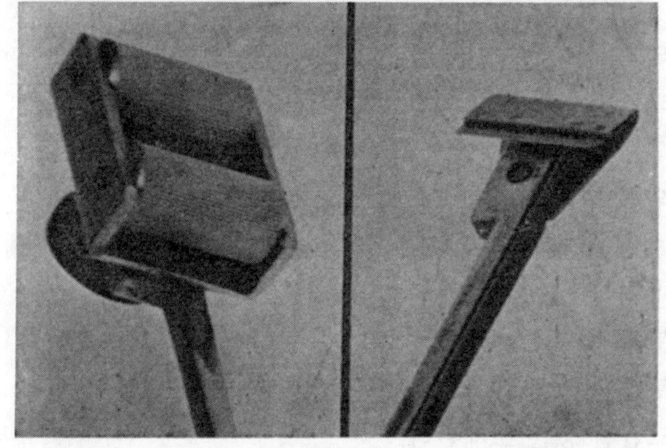

〈사진 18〉
B형 피하 조직
소제기

또한 압당부 롤러면에 대해서 날면을 이동시킴으로써 절소 각도를
바꿀 수 있게 되었다.

□B형 소제기의 이점

[구조]

A형 소제기와 비교해서 압당부 롤러의 곡률 반경이 다소 크고(5
mm), 롤러의 표면에 가로홈을 내서 마찰 계수를 크게 하여 피부를
보내 주기 쉽게 했다. 또한, 여러 가지 절소 각도가 다른 절소날을
장착할 수 있도록 했다.

　B형 소제기를 이용한 성적은 매우 양호했다. 압당부 롤러와 날과의 위치적 관계를 변화시킴으로써 절소 각도가 다른 점을 이용하여 거친날, 가운데날, 윗날 등 3 종류의 B형 소제기를 만들 수 있었다. 이것은 목수가 판자를 깎을 때에 각종의 대패를 사용하는 것과 같은 이치이다.

　절소 각도가 다른 3종류의 소제기는 다음과 같다.

A. 거친날

　압당부 롤러의 중심축 수선과 날끝으로 이루어지는 α각을 크게 해서 날끝이 롤러면보다 다소 뜨도록 장착시킨다. 〈그림14〉—① 좌측과 같이 장착하면, 목수의 대패에서 말하는 거친 날에 해당한다.

　이 거친 날용의 소제기를 이용함으로써 소제면에 대해 날끝이 파고드는 것도 적고 쉽게 소제된다. 이 경우, 날이 예리하면 피지선, 모근까지 소제되는 경우가 있다.

　그러나 대부분의 경우, 〈그림14〉—(1)과 같이 모근은 그 주위의 피하 조직으로부터 유리해서 남는 경우가 많고, 또한 심부에 있는 아포크린선, 에크린선 등은 소제된다.

B. 가운데날

　α각을 작게 해서 〈그림〉 (2) 우측과 같이 롤러면에 대해 날면을 평행히 한 경우이다. 거친날에서 남긴 일부의 모근과 얕은 곳에 있는 아포크린선 등은 이 가운데날로 소제된다. 이 정도 깎이면 피지선을 지탱하고 있는 조직이 없어지기 때문에 밤알과 같이 튀어 나온다.

C. 윗날

　α각을 더욱 작게 해서 날면을 〈그림〉 (3) 오른쪽과 같이 장착하면 날이 다소 서게 된다. 따라서 진피층에 접근해서 존재하는 에크린선,

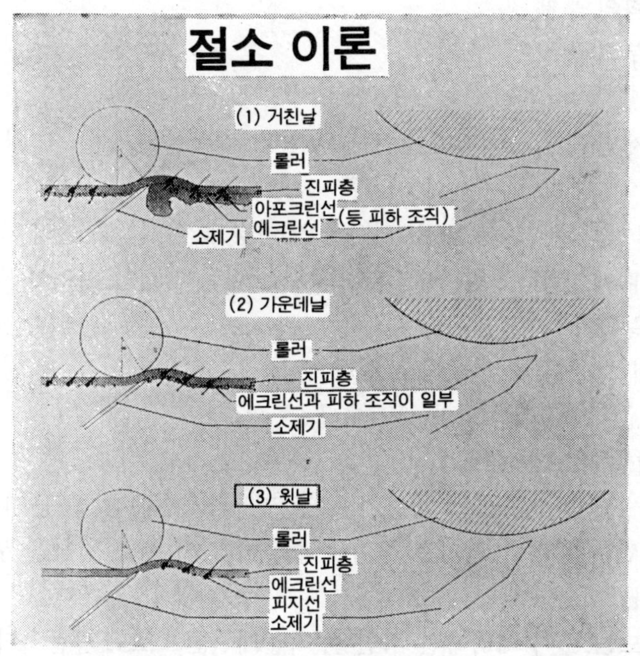

〈그림14〉 각종의 소제 방법

피지선도 소제된다.

이상과 같이 3 종류의 다른 소제기를 이용함으로써 암내의 원인인 아포크린선, 에크린선, 피지선까지 확실히 소제된다.

그러나 일반적으로 윗날은 필요하지 않다.

□소제 수술상의 모든 주의

이런 소제 수술도 다음의 여러 가지 요소에 의해 잘 되느냐, 되지 않느냐가 좌우된다.

① 날에 드는 정도

② 절소 속도
③ 압력의 문제
④ 피부의 긴장
⑤ 기타

이 소제법도 익숙해지면 불과 5분 정도로 확실하게 할 수 있게 된다.

수술을 견학하러 온 많은 의사들은 이렇게 쉽게, 또 빨리 소제할 수 있는 데에 놀란 것 같다. 그러나 이것은 많은 경험이 있어야 비로소 가능한 일이다.

다음에 그 요점을 서술해 보겠다.

[주] [날의 드는 정도]

새로운 교체 날쪽이 소제하기 쉬운 것은 당연하다. 잘 듣지 않는 날은, 시간이 걸리고 진피층 사이에 출혈이 있어 색소 침착을 부르기 쉬워진다.

날의 드는 편이 예리하면 거친날, 가운데날만으로도 충분하다.

[절소 속도]

아무리 잘 드는 날이라도 거기에 스피드를 주지 않으면 잘 듣지 않는다. 이것은 수염을 깎는 것과 마찬가지로 면도날의 움직임이 느리면 오히려 수염에 걸려서 잘 들지 않는다. 단, 스피드가 빨라지면 피부의 손상을 초래하기 쉬워지므로 주의해야 한다.

[압력의 문제]

이 소제기는 롤러와 날 사이에 일정한 간격이 유지되는 구조로 되어 있다. 그러나 처음부터 일정한 두께로 소제하면 피부에 걸리기 쉬우므로 소제함에 따라서 차츰 가벼운 압력을 가하는 소제를 권한다.

이 압력의 가하는 방법은 경험이 많이 필요하다고 할 수 있다.

[피부의 긴장]

확실히 소제하기 위해서는 적당한 소제면의 긴장이 필요하다. 그러기 위해서는 박리한 피부에 긴장을 주어야 한다.

현재는 액모부의 상완쪽에 불과 약 1.5cm의 피부 절개이기 때문에 주위로부터의 긴장이 유지되기 쉬워져서 오히려 손상이 적어진다.

소제시에 이상의 여러 가지 점을 고려하면서 실시해야 한다. 어쨌든, 다른 경우와 마찬가지로 수술을 원활히 하기 위해서는 많은 경험을 쌓는 것이 무엇보다 중요하다.

예를 들면 비전문가에게 목수의 대패를 주면 판자를 제대로 깎을 수 없는 것과 같다.

물론 기구의 개량에는 앞으로도 좀더 노력해서 간단히 할 수 있는 방법을 찾아야겠다.

더블 타이 오버법은 왜 확실한가?

이와 같이 충분히 소제하면 식피술과 같은 주의가 필요해진다.

현재, 널리 이루어지고 있는 식피술은 피부의 뒤에서부터 소제하는데, 건강 피부와의 관련을 갖고 있기 때문에 일반 식피와는 달리 박리 피부 주변부의 건강부 피부로부터의 혈액적인 관련을 갖고 있다.

그러나 중앙부는 주변으로부터의 영양이 가지 않는데, 식피상(이식하는 장소)으로부터의 영양이 가지 않으면 피부는 썩어 버린다.

현재의 식피술

우선, 식피술을 식피 조각의 두께로 분류하면 다음과 같다.

〈사진19〉

① 표피 식피술

② 중간층 이식술 a. 얇은 중간층 식피술.

　　　　　　　　 b. 중간층 이식술

　　　　　　　　 c. 두꺼운 중간층 식피술

③ 전층(全層) 식피술

암내 수술의 경우는 피지선이 팽출(膨出)할 정도까지 소제하기 때문에 이 분류에서는 두꺼운 중간층 식피술에 준한다고 생각해도 좋을 것이다.

조각 피부의 두께는 얇을수록 잘 붙기 쉽다. 중간층 식피는 혈관망이 발달한 진피층을 전체로서 이식상에 접하도록 하기 때문에 잘 붙기 쉽다. 그러나 전층 식피술이 되면 피하 조직 및 지방 조직은 혈관에 부족하기 때문에 피하 지방이 붙은 상태에서의 이식 조각은 특수한 조건을 제외하고는 생착(잘 붙는 것)이 어렵다고 생각되고 있다.

식피술은 혈관과의 관련이 없는 피부만을 이식하고 그리고 식피 조각에 혈관의 관련을 부여하도록 한다. 그렇게 하지 않으면 피부는 검어져서 죽어 버린다.

이식한 세포가 생명을 유지하기 위해서는 처음 48시간은 세포와의 사이의 조직액의 순환이 필요하며, 혈행은 3일째 무렵부터 회복한다.

식피가 생착(잘 붙는다)하기 위해서 필요로 하는 조건으로서 O씨는 다음의 항목을 들고 있다.

① 식피 조각이 움직이지 말 것.

② 식피 조각과 모상과의 사이가 밀착해 있을 것.

③ 세균 감염이 없을 것.

④ 피부에 정상적인 긴장을 줄 것.

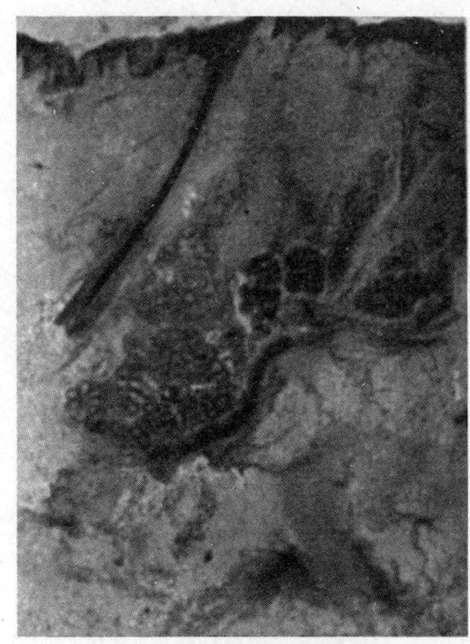

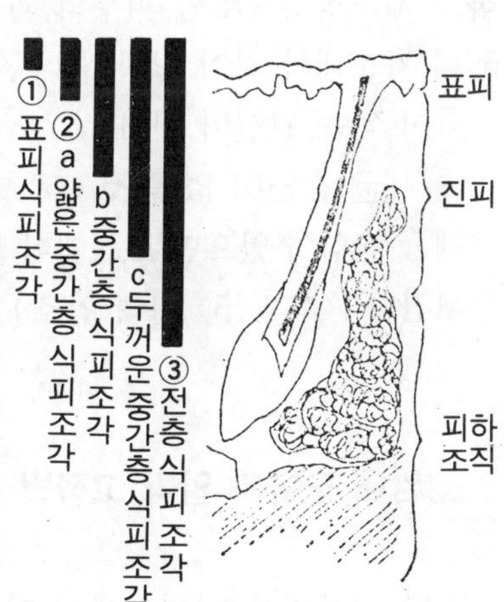

〈사진 19〉 **식피 조각의 두께**

[주] ① 식피 조각이 움직이지 말 것

식피 조각과 모상과의 사이가 밀착하고 식피 조각이 모상에 대해서 틈을 만들지 말 것. 식피 후, 그 사이에 플라스마(〈원자핵과 전자처럼〉 원자·분자가 자극되어 양전기와 음전기를 가진 입자군으로 갈라져 격렬하게 움직이고 있는 상태) 순환이 일어나서 2~3일을 거쳐 혈관의 신생이 시작된다.

그러나 모상과 식피 조각과의 사이의 고정이 불충분하면 〈그림15〉 위와 같이 틈이 생기고 그 결과, 모처럼 생긴 혈관의 신생이 중단되어 버려서 혈종 형성의 원인이 된다.

② 식피 조각과 모상과의 사이가 밀착해 있을 것

식피 조각의 적당한 압박, 혹은 지혈이 불충분했을 경우에 식피 조각과 모상과의 사이에 혈액이 모인다.

〈그림15〉 위와 같이 혈액이 모이면 식피 조각에 혈관 진입이 방해받는다. 따라서 지혈은 중요한 인자이다. 약 3~4일 이내에 혈액을 제거하고 재고정함으로써 피부의 괴사를 예방할 수 있다. 그러나 〈그림15〉의 가운데와 같이 압박이 너무 강해도, 혈액 순환은 방해받아 식피 조각이 썩는 원인이 된다.

③ 세균 감염이 없을 것

세균 감염이 있으면 조직액이 모이기 때문에 그 사이의 고정이 불충분해진다.(〈그림15〉 아래 참조)

□암내 수술과 압박 고정법

압박 고정법은 식피술에 있어서 수술 후의 처치로써 절대 필요한 것이다. 그것과 마찬가지로 암내 수술에 있어서도 일찍부터 이 방법이 이용되고 있었지만, 그 적확한 방법은 확립되어 있지 않았다.

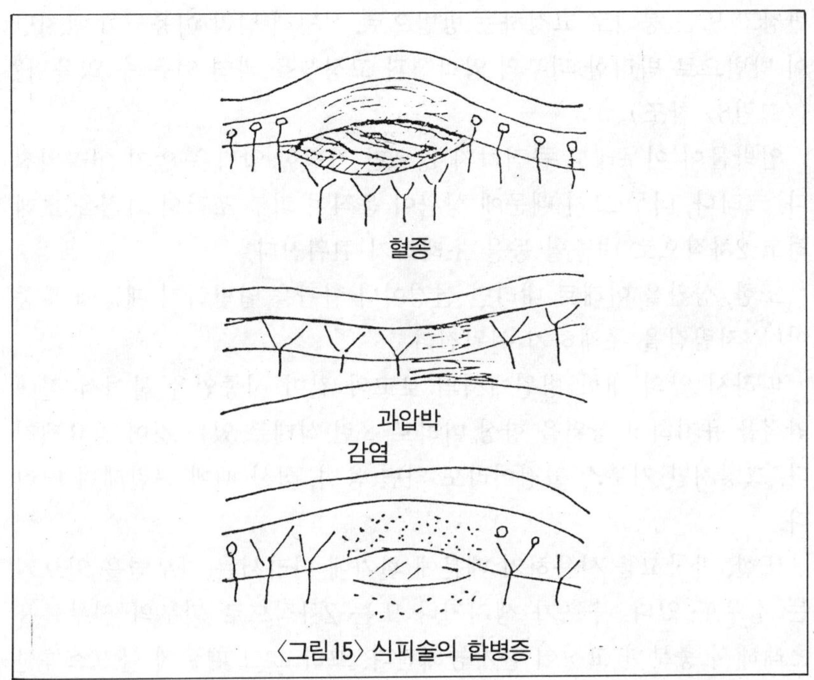

〈그림15〉 식피술의 합병증

왜냐하면, 식피 부문과 그다지 관계가 없는 절제법이 암내 수술의 주류를 차지하고, 식피 부문과 밀접한 관계가 있는 소파법이나 전제법은 그다지 이루어지고 있지 않았기 때문이다.

그 때문일까, 암내 수술에 있어서 적격한 압박 고정법이 확립되지 않았다. 그러나 반대로 압박 고정법이 확립되어 있었다면 소파법이나 전제법은 지금보다 널리 보급되었을 지도 모른다.

그럼, 지금까지 어떤 방법으로 압박 고정법이 이용되어 왔는지를 살펴보자.

A. 압박법

탈지면이나 가제, 스폰지 등을 둥글게 만들어서 겨드랑이 밑에 대고 반창고 또는 붕대로 고정하는 방법으로, 상당히 널리 이용되어 왔지만 이 방법으로 박리한 피부의 압박성과 고정성을 과연 얻을 수 있을까? (〈그림8〉 참조)

압박물이 아무래도 큼직하지 않으면 적당한 압박은 얻기 어려워진다. 그러나, 너무 크기 때문에 상완이 움직여 피부 조각의 까짐을 초래하고 2차적으로 내출혈 등을 초래하기 쉬워진다.

또한, 상완을 아래로 내리면 신경이나 혈관을 압박하기 때문에 부종이나, 저림감을 초래하기 쉬워진다.

따라서 앞의 대학 병원에서의 보고와 같이 시중인을 붙여서 절대 안정을 유지하고 상완을 항상 머리로 올린 상태로 있는 것이 필요해진다. 그렇지만 기부스 고정이라도 하면 용변, 식사 때에 곤란해져 버린다.

또한, 반창고를 사용하기 때문에 환자에 따라서는 피부염을 일으키는 경우도 있다. 수포가 생기거나 또는 2차적으로 피부의 진무름을 초래해서 충분한 고정이 불가능해진다. 그리고 그 때문에 불그스름한 피부색이 오래 남거나 한다.

이와 같이 단순한 압박 고정으로는 아무래도 불충분해지기 십상이다.

B. 타이 오버법(Tie-over 법)〈그림12〉

C씨는 전제법으로 수술한 후에 압박 고정으로서 타올 반을 이용해서 타이 오버를 하여 좋은 결과를 얻었다고 하였다.

그러나 상완을 내릴 수는 없었다. 또한, 상완의 운동과 함께 박리피 조각의 까짐을 초래하기 쉬운 결점이 있었다.

C. 타이 오버 변법

이것은 앞에서 서술했듯이 타이 오버의 변법(〈그림12〉 C)으로서 저자가 시험해 본 것이다.

압박물을 줄이기 위해서 모상의 피하 조직에 통과시킨 결찰사(結紮糸)로 압박성 가제를 식피 조각과 함께 조르는 방법이다. 장점으로서는 압박 가제의 양이 적기 때문에 상완을 내려서 흉벽에 대도 압박물이 액와강에 숨어서 혈관 장해, 신경 압박 등을 초래하는 경우가 없다. 더구나, 팔을 내렸을 때의 운동이 자유롭다.

단점으로서는 압박이 균일하게 되지 않고, 부분적으로 피부의 괴사, 진무름, 피부의 까짐을 초래하는 경우가 있다. 또한, 신경과 함께

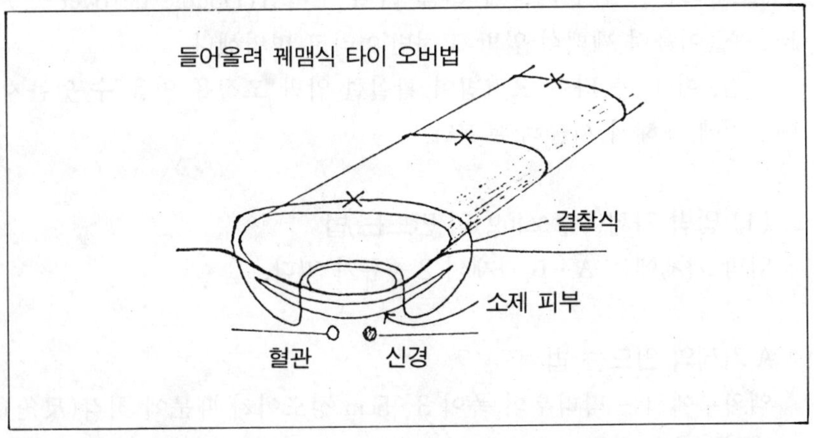

결찰하는 결점도 있다. 이 때문에 더욱 새로운 방법의 개발이 기다려진다.

D. 들어올려 꿰맴식 압박 고정법의 개발(타올 타이 오버법)

타이 오버 변법도 액와 중앙부의 피부 절개에서는 혈액, 조직액의 배설이 좋고, 그에 비해서 혈종이나 피부의 까짐이 적어 비교적 양호했다.

그러나 미용적인 면을 배려해서 피부 절개를 상완쪽으로 이동하면

소제면이 넓어지고 그에 따라서 피부의 까짐이나 혈액이 모이기 쉬워진다. 또한, 2차적으로 궤양과 같이 살이 에이게 되기 쉬운 우려가 있었다.

그래서 액와의 중앙부를 달리고 있는 혈관과 신경을 피하고, 압박하는 방법을 고안했다. 〈그림16〉과 같이 건강 피부에서 A 가제에 들어올려 꿰맴을 실시하고, A 가제의 다른 끝에서부터 건강 피부에 마찬가지로 들어올려 꿰맴을 해서 A 가제 위에, B 가제를 놓고 결찰하는 방법이다. 따라서 압박 가제도 A · B의 2중으로, 결찰실도 그림과 같이 2중으로 되어 있기 때문에 더블 타이 오버법(Double-tie-over 법), 또는 '들어올려 꿰맴식 압박 고정법'이라고 명명했다.

그럼, 이 더블 타이 오버법이 확실한 압박 고정을 얻을 수 있는지 어떤지에 대해서 서술해 보겠다.

(1) 압박 가제(Dressing)의 만드는 법
압박 가제에는 A · B 가제의 2 종류가 있다.

A 가제의 만드는 법
액와부에서는 박리부의 폭이 3~5cm 정도이기 때문에 척각(尺角) 가제의 4절을 2절로 한 것, 2장을 롤상으로 완만하게 민다.

일반적으로 그 직경은 소제면 폭의 2분의 1이 되도록 만드는 것이 좋다. 따라서 액모의 범위가 넓은 경우는 이 가제량을 늘려야 한다.

B 가제의 만드는 법
A 가제 위에 얹은 B 가제는 척각 가제를 〈그림17〉과 같이 3절로 한다. 이것을 2쌍 겹치고, 그 위에 2절 가제(4분의 1×2분의 1)를 2장, 박리한 면적에 따라서 증가한다. 보통의 액모부에서는 4쌍도 좋다고 생각한다.

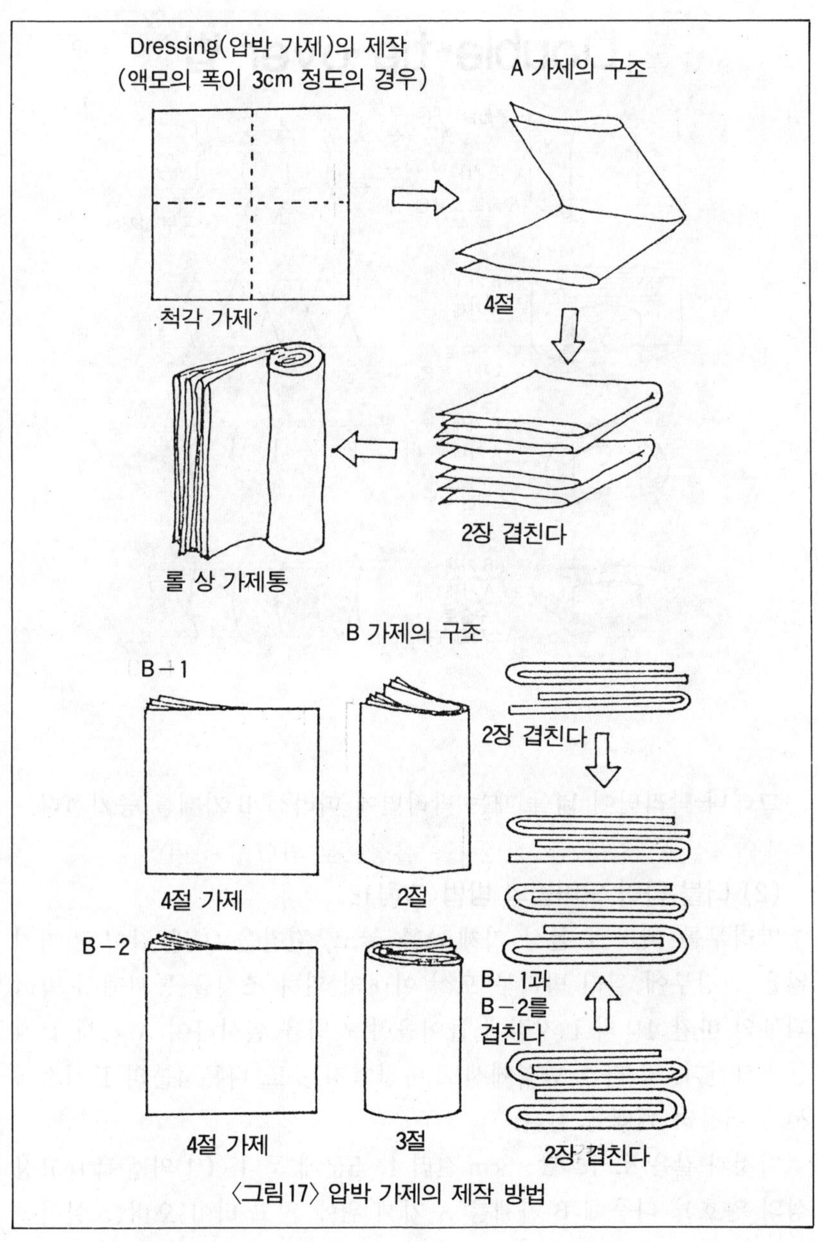

〈그림 17〉 압박 가제의 제작 방법

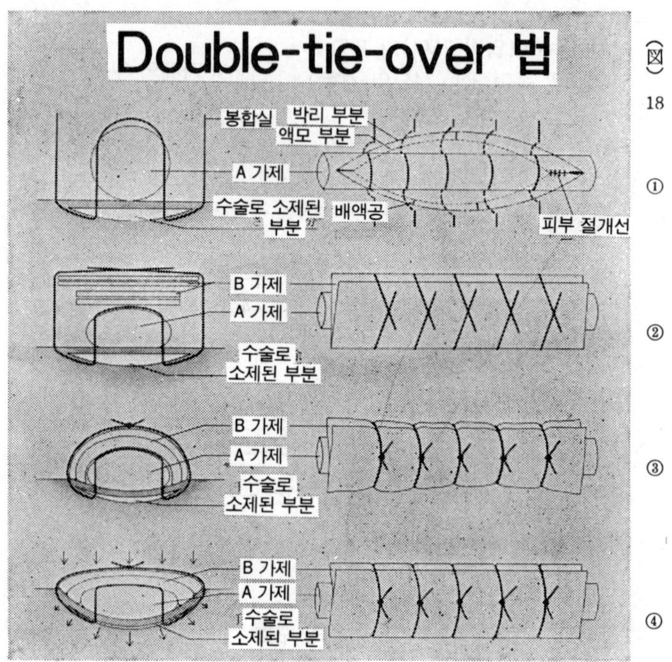

그러나 박리면이 넓을 때는 박리면에 따라서 B 가제를 증가한다.

(2) 더블 타이 오버법의 방법〈그림 18〉

박리부를 따라서 롤상 가제 A를 놓고, 결찰을 ①과 같이 벗기지 않은 건강부에 찔러 박리부 모상 아래의 피하 조직을 통과해서 박리 피부의 바깥 4분의 1 지점에 들어올려 꿰맴을 실시하여 A 가제 끝에 통과시킨다. 또 다른 한쪽에서도 마찬가지로 또 다른 4분의 1 지점에서 들어올려 꿰맴을 한다.

이것과 같은 조작을 2~3cm 걸러 4~5군데 둔다.〈(①의 우측)(고정성의 양호)〉 다음에 B 가제를 A 가제 위에 얹고 타이 오버를 실시한다.

이와 같이 2~3회 세게 조르면 가제(Dressing)는 반달 모양으로 피부 위에 팽융(膨隆)한다 ③.

이대로는 결찰부의 가제와 피부가 끼여서 주름 형식이 되고 또한 압박이 되지 않는다. 따라서 최상부의 가제를 충분히 펴면 다소 결찰에 느슨함이 생기기 때문에 박리 피부의 모상에 대해서 무리 없는 압력이 똑같이 가해지도록 손바닥으로 세게 압박한다.

이와 같이 압박이 가해지면 A · B 가제가 결찰실의 범위 내에서 이동하고 〈그림18〉 ④와 같이 반달 모양으로 모상을 향해서 압력이 가해진다. 특히 중심부가 비교적 세게 작용하게 된다.(압박성의 양호).

더블 타이 오버법의 특색

이 더블 타이 오버법은 지금까지의 압박법에 없었던 특색이 있으며, 앞으로 식피술의 이용에도 좋은 방법이라고 생각된다.

[특색]

① 고정성, 압박성이 양호하다.

② 압박 가제의 양이 적다.

③ 운동이 자유롭다.

이상과 같이 모든 점에 있어서 만족할 만한 결과를 얻을 수 있었다.

그래서 다소 전문적이지만 지금까지 널리 이용되어 온 타이 오버법과 비교 · 검토해 보았다.

[주] 압박성 및 재질(材質)에 대해서〈표47〉

A 가제의 직경에 따라서 그 양끝이 들어올려 꿰맴을 하고 있기 때문

〈표47〉 더블 타이 오버와 타이 오버법과의 비교

	타이 오버법	더블 타이 오버법
1) Dressing의 재료(압추물) 양 흡수성 탄력성	탈지면, 가제 화학섬유솜 많다 좋다 좋다	가제 적다 매우 좋다 좋다
2) 압박성	Single Dressing 중심부가 약하다.(평면적으로 작용한다)	double Dressing 중심부는 비교적 강하다.(호상 으로 작용한다)
3) 배액성	좋지 않다.(주위에 둘러싸인 다)	매우 좋다.(장축에 대해 배액 된다)
4) 고정성	좋지 않다.(Dressing과 함게 이동하고 주름 형성이 일어나 기 쉽다)	매우 좋다.(건강 피부에서의 꿰맴으로 고정하기 때문에 양호)
5) 치료 효과 주위의 압추성 안정의 필요성 치료 기간	많다 많다 길다	적다 적다 짧다

에 압박이 가해지면, 그 폭이 제한되고 A 가제 부분이 반달 모양으로 모상을 향해 압박이 가해져서 비교적 세게 작용하게 된다. 이것은 압박물이 2중이 더블이 되고 있기 때문이다.

특히 A 가제 부는 비교적 강하고 그 밖의 B 가제부는 비교적 약하게 호상으로 작용하기 때문에 배액공으로부터의 혈액이나 조직액의 배출은 양호해진다. 이것이 이 방법의 최대의 특색이라고 말할 수 있다. 한편, 지금까지의 타이 오버법에서는 결찰에 의해 압력이 가해져도 단일 압박물이기 때문에 압박은 평면적이고 원래대로 되돌아오는 경향이 있다.

또한 결찰이 2~3cm의 간격으로 놓여져 있기 때문에 가제의 탄력성에 의해 적당한 압박이 적고, 그리고 결찰부가 다소 너무 강해도 표피부에 조금 진무름이 남는 정도이다.

재료로서 현재까지의 타이 오버법에서는 탈지면 속에 가제 조각을 넣고 혹은 화학 섬유계의 솜을 넣고 감싸서 식피 가장자리의 봉합실로 타이 오버하기 때문에 8~10cm 정도의 두께가 된다.

따라서 장소에 따라서는 예를 들면 액와, 눈 주위, 외음부, 항문부등에서는 곤란한 경우가 있다.

탈지면만으로는 탄력성이 없기 때문에 중심에 거어제 덩어리를 넣거나, 화학섬유성 솜을 사용하고 있다.

그러나 이 결찰의 정도는 경험이 필요하고 너무 강해도, 너무 약해도 좋지 않다. 이 대책으로서 봉합 가장자리에서 약간 오버랩 기미로 Dressing을 한다.(〈그림19〉 우측 위)

즉, 식피 조각은 가장자리의 방향으로 잡아늘여서 모상에 대해 호상(弧狀)이 되도록 하지 않으면 주름 형성, 혈종 형성의 우려가 있다.

배액성(排液性) 지혈의 문제

식피술에 있어서는 모상의 완전 지혈 아래에 식피하기 때문에 출혈이나 조직액의 배출은 그다지 문제가 되지 않는다. 그러나 당법과 같이 액완부의 박리면에 대해 불과 1.5cm 정도의 피부 절개로 실시하는 수술이기 때문에 완전 지혈은 곤란하다.

이 때문에 Dressing의 압박성과 동시에 배액성이 특히 중대한 요소가 된다.

액취증 수술에 있어서 현재, 우리들은 〈그림19〉 우측 아래와 같이 피절을 상완쪽의 액모 바깥에 장축을 따라서 약 1.5cm의 피부 절개를 두고 있다.

또한, 배액공으로서 유방부에 한군데, 그 밖의 주위부에 4~5군데, 폭 약 5mm의 피절을 두고 있다. 이 때문에 '압박성의 항'에서 서술했듯이 중심부일수록 압력이 강하게 가해지기 때문에 액와부의 단경에 따른 곳으로부터의 배액이 양호하다.

또한, 압박 가제는 장축을 따라서 놓고 있기 때문에 유방부, 상완쪽의 배설공으로부터 혈액, 조직액의 배설이 매우 좋고, 또한 압박성이 좋기 때문에 지혈도 확실히 이루어진다.

따라서 혈종 형성이나 장액종(奬額腫) 형성을 거의 볼 수 없다.

한편 종래의 타이 오버법은 주위에서 감싸도록 되기 때문에 배설 작용이 약하고 중심부에 모이기 쉬워지는 결점이 있었다. Dressing을

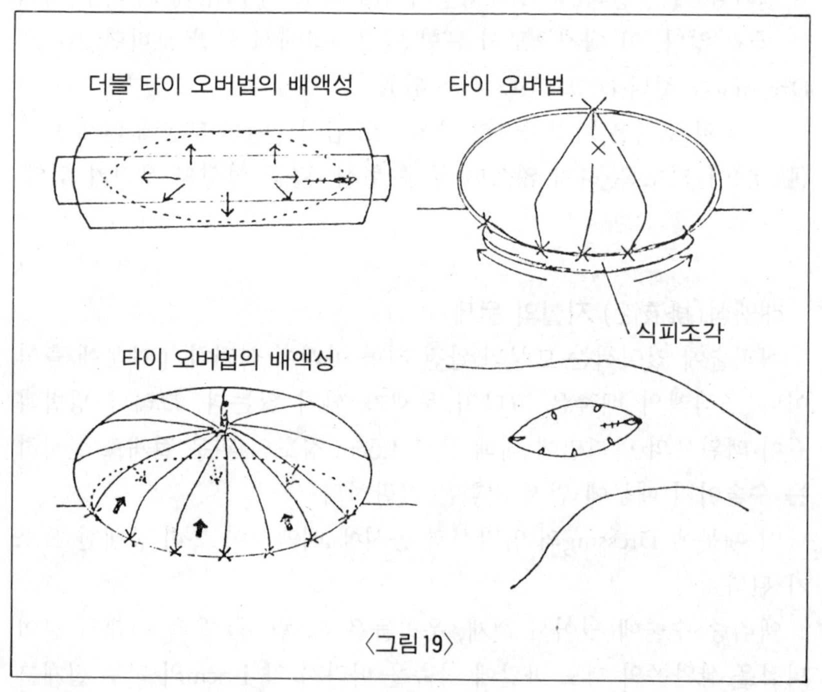

〈그림 19〉

오버랩해서 배액성을 좋게 하는 것도, 또한 경험을 요하는 것도 이 때문이다.(〈그림19〉 왼쪽 아래)

고정성의 문제

더블 타이 오버법에서는 결찰실로 건강부에서 A 가제에 '들어올려 꿰맴'을 하고 있기 때문에 피부의 까짐을 완전히 예방할 수 있다.

또한, 가제의 양이 적고 거의 피부상에 팽융해 있지 않기 때문에 피부 조각에 대해서 압력이 가해지기 어렵다. 따라서, 경부나 액와부 등의 운동성이 있는 곳에 적합하다.

또한, 타이 오버는 운동성이 있는 곳, 예를 들면 안면(顔面), 경부 (經部) 등의 식피에 있어서 그것이 광범위할 때는 큰 Dressing이라도 국소의 안정을 얻을 수 없는 경우가 있다.

(Reese는 흉부, 복부의 식피 조각을 타이 오버 압박 고정하면 오히려 식피 조각의 고정을 불량으로 만들 위험성이 있다고 경고하고 있다).

고정 기간의 문제

액와부에 있어서 더블 타이 오버를 사용했을 경우는 지금까지 서술해 왔듯이 압박, 고정이 매우 좋기 때문에 조기에 유착하는 것 같다.

저자는 수술 후 3일간 정도의 고정 기간에 경과 관찰했지만 매우 양호했다. 불과 3일간에 타이 오버를 제거하는 것이 오히려 박리 피부의 혈행을 좋게 하고 가끔 내출혈이 있었을 경우라도 그 대책을 세우는데 적당했다.

이상과 같이 압박성, 고정성, 배액성, 그리고 고정 기간 등에 있어서 이 더블 타이 오버법은 종래의 타이 오버법에 비해 매우 좋은 성적을 거두었다.

그러나 박리 피부와 식피 조각을 동일하게 볼 수 없지만 이 더블

타이 오버법을 채용함으로써 식피의 확실성, 치료 기간의 단축도 가능
해진다고 생각한다.

이 방법과 타이 오버법을 비교한 것이 〈표47〉이다.

피하 조직 소제법에 의한 수술 방법

다음은 임상적으로 어떻게 피하 조직 소제법에 의해서 수술할 수 있는지 설명해 보겠다.

환자는 수술 전에 우선 액모를 깎는다. 수술에 즈음해서는 수술대에 누워서 양손가락을 깍지 끼고 머리 꼭대기 부분에 놓기 때문에 상완이 외전위(外轉位)가 되고, 액와부가 노출되어 의사에게 있어서는 수술 조작이 용이해진다.

처음엔 국소 마취부터 시작된다.

[마취]

0.5%의 크시로카인, 혹은 노보카인 약 60~80cc에 염산, 에필레나미레(보스민)를 2~3 방울 넣고 가능한 박리부에 따라서 국소 마취를 한다.

이때, 근막에 접해서 박리하지 않도록 얕게 충분히 국소 마취를 한다. 그 편이 박리하기 쉬워진다.

[피부 절개]

다음에 피부 절개인데, 현재는 액모부의 바깥쪽에서 상완쪽으로 약 1.5cm의 피부 절개를 한다.(〈사진20〉의 ①)

또한 액모부보다 약간 많은 듯이 예정선을 잡는다.

[박리 방법]

국소 마취를 한 박리하기 쉬운 부분을 가위로 피부에 접해서 박리,

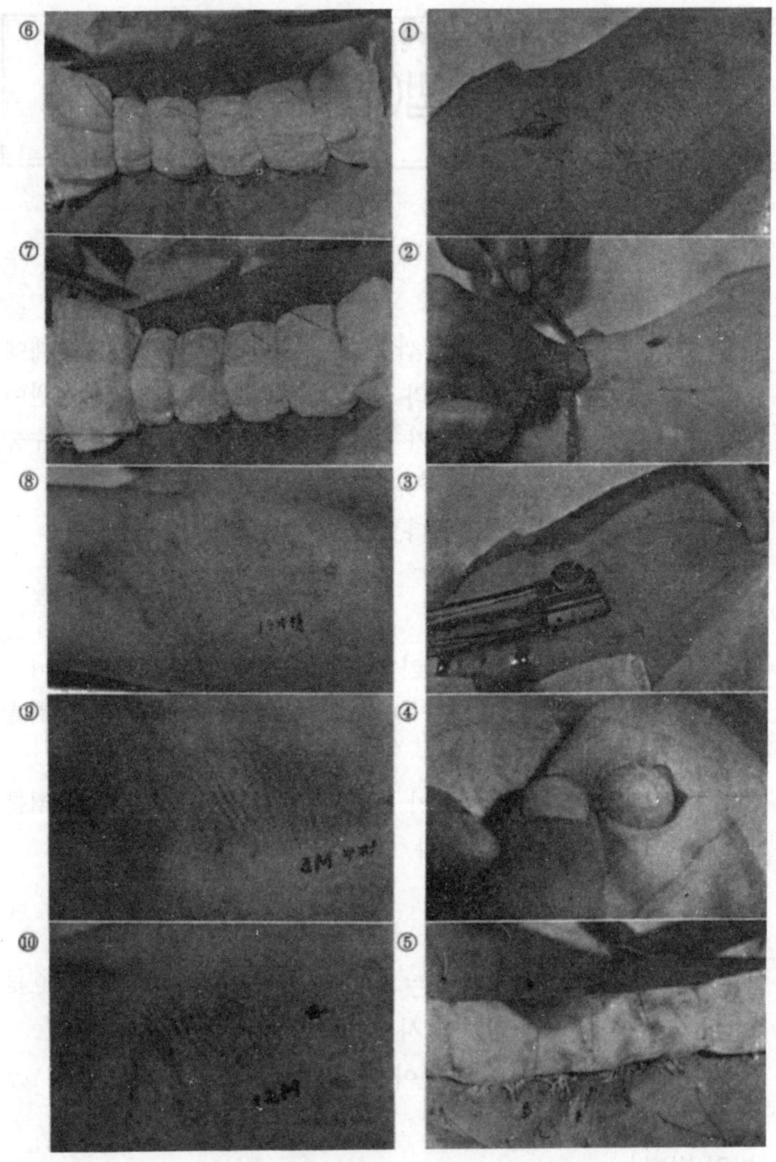

<〈사진20〉 수술 방법 및 경과

혹은 잘라낸다.〈사진2〉

[소제 방법]

유방쪽을 가제로 누르고 박리 피부의 긴장을 도모하고 소제하는 면을 평탄해지도록 한다. 그 다음에 소제기로 소제를 실시하는데, 소제기에는 3 종류의 소제기(거친날, 가운데날, 윗날)를 이용해서 소제한다.

처음에는 거친날용 소제기로 피하 조직을 대부분 소제하면 피부 뒤쪽의 아포크린선은 점점 밖으로 나온다.

그 다음에 가운데날, 마무리날의 소제기를 사용해서 소제가 확실해지도록 한다.〈사진3〉

[소제의 목표]

소제함에 따라서 모근부는 확실히 소제된다. 더구나 소제되면 진피층이 노출되고 피지선이 팽윤한다.

매끄럽고 흰 기를 띤 진피층 사이에 드문드문 피지선이 노출하는 것을 목표로 하고 있다. 이 진피층에 결합직다운 붉은 기를 띤 조직이 남아 있을 때는 아직 불충분하므로 수술 후의 발한을 억제할 수 없다.〈사진4〉

[배액공]

피부 절개의 반대쪽에 약 0.5mm의 배설공을 두고, 또 앞쪽(쇄골쪽)에 1, 2 군데 등쪽에 2, 3 군데 둔다.

[피부 봉합]

소제면을 깨끗이 닦고 혈액, 소제물을 배제한 후, 피부 절개부를 나일론실로 빽빽하게 봉합한다.

238

단, 상완쪽의 최선단부는 다소 비워둔다. 이것에 의해 박리부는 방추형으로 되어 있기 때문에 배설성이 매우 좋고, 더구나 미용적으로도 가장 뛰어나다.

[수술 후의 처치]

앞에 서술했듯이 더블 타이 오버법을 〈사진5·6〉과 같이 실시하고 수술 후의 압박 붕대는 일절 하지 않는다.

[수술의 소요 시간]

이 수술에 요하는 시간은 익숙해지면 한쪽에 10분만에 끝낼 수 있다. 따라서, 소독 등의 시간을 포함시켜도 양쪽에 30분 정도면 끝난다.

[수술 후의 관리]

수술 후, 환자에게 얼마간의 제약을 가하고 있지는 않다. 특히 안정을 취할 필요도 없다.

수술 다음날 아무래도 일하러 나가고 싶다고 하는 환자에게는 허가를 해주고 있다. 왜냐하면 더블 타이 오버의 압박 고정법이 좋기 때문이다.

그러나 가능하면 더블 타이 오버 가제를 제거하는 3일간은 안정을 취하는 편이 경과는 좋다.

더구나 상완은 아래에 놓아도 (하수위) 되기 때문에 식사나 용변 등 특별한 불편은 없다. 따라서 시중인의 걱정도 없다.

4일째에 압박 가제를 제거하고 그후 2~3일은 비교적 안정을 유지하지만 와상의 필요 등은 물론 없다.

그리고 사무 계통의 가벼운 일이라면 종사해도 별 지장 없다. 이것은 지금까지의 다른 모든 요법에서는 볼 수 없는 특기할 만한 점이라고 생각한다.

[합병증의 처치]

만일, 압박 가제가 출혈에 의해 붉게 물들었을 때, 또는 주위의 피하에 출혈이 상당히 있을 때는 박리부의 내출혈이나 지혈이 불충분했다고 봐야 하고, 재수술을 적극적으로 해야 한다.

[발사(抜糸)]

액와부의 비교적 이동성이 있는 곳이기 때문에 7일째부터 10일째에 실기하고 있다. 이와 같이,

① 수술이 간단하고 확실하다.

② 수술 후, 팔을 자유롭게 움직일 수 있다.

이상의 장점을 갖고 있는 것은 다른 요법에 없는 점이다.

[경과]

① 수술 후, 약 1개월이 지나면 배액공, 피부 절개부는 다소 남아 있지만 시일이 경과되면 사라져서 곧 없어진다.〈사진8〉

② 증례에 따라서는 수술 후 3개월 정도라도 피부에 다소의 색소 침착을 남기는 경우도 있지만 대부분의 증례는 이와 같은 색소 침착을 남기는 경우는 없다.〈사진9〉

③ 기술 후, 약 1개년 경과한 것이다. 어디를 절개했는지 모를 만큼 깨끗하다.〈사진10〉

수술 후의 성적에 대해서

액와 다한증과 액취증에 대해서 수술을 받은 300건의 환자에게 수술 후 경과의 앙케이트를 우송해서 답변이 있었던 180명에 대해서

여러 가지 검토해 보았다.

물론 이 수술의 결과는 개발 중에 있는 것으로 현재와 비교하면 성적은 좋지 않다. 또한 수술 후의 경과를 볼려면 대충 6개월에서 1년은 지나봐야 한다. 그럼에도 불구하고 대부분의 환자가 '수술을 받아 좋았다'고 하는 반응을 보였다.

현재는 수술 방법도 진보되었기 때문에 좀더 성적이 향상되었을 거라고 생각한다. 그 성적을 공표할 수 없는 것이 저자로서는 유감일 뿐이다.

답변을 얻은 180건 중, 수술 후 3개월~5개월을 경과한 것은 70건으로 이것을 'A군'이라고 했다.

또한, 수술 후 6개월 이상을 경과한 것은 110건으로 이것을 'B군'이라고 했다.(이하에 소개하는 분류 중에서 A군과 B군과는 중복하고 있지 않다.)

A. 액취의 소실 〈표48〉〈표49〉

'완전 소실'한 것은,

- A군에서 ··· 50건(71.4%)
- B군에서 ··· 76건(69.1%)

대개, 동률이었다. 이 사실은 소제가 확실했기 때문에 월수의 경과와 함께 증악되는 경우가 없음을 나타내고 있다.

'다소 남아 있다'고 하는 것은,

- A군에서 ··· 16건(22.9%)
- B군에서 ··· 31건(28.2%)

이것에 대해서 보다 자세하게 어느 정도 남아 있는지를 조사해 보았다.

- A군에서는 16건 중에서,
'그 정도는 아니다' ································· 10건(14.3%)

〈표48 · 49〉 액취의 소실에 대해서

액취의 소실 / 증례수	액 취 증					계 %	
	A군(수술후 3~5개월) %		B군(수술후 6개월 이상)%				
(a) 완전히 소실했다	50	71.4	76		69.1	126	70
(b) 다소 남아 있다	16	22.9	31		28.2	47	26.1
그 정도는 아니다	10	(14.3)		13	(11.8)	23	(12.8)
조금 걱정된다	4	(5.7)		13	(11.8)	17	(9.4)
매우 걱정된다	2	(2.9)		1	(1.0)	3	(1.7)
무 기 입				4	(3.6)	4	(2.2)
(c) 전과 변함없다	0	0	1		0.9	1	0.5
(d) 무 기 입	4	5.7	2		1.8	6	
계	70		110			180	

'조금 걱정된다' ·· 4건(5.7%)

'매우 걱정된다' ·· 2건(2.9%)

● B군에서는,

'그 정도는 아니다' ··· 13건(11.8%)

'조금 걱정된다' ··· 13건(11.8%)

A군과 비교해 보면 시일의 경과로 나빠지는 경향은 볼 수 없었다.

'전과 변함없다'가 A군에는 없었지만 B군에는 1건 있었다.

'매우 걱정된다'가 A군에 2건, B군에 1건 있었다.

결국 수술 결과에 대해서 '불만족'이라고 했던 예는,

A군에서 ·· 2건(2.9%)

B군에서 ·· 2건(1.8%)

에 불과했다.

<表50> 급소 다한의 소실

국소 다한의 상태	액와 다한증 6개월 이상 증례수		%	액취증 A군(3~5개월) 증례수		%	액취증 B군(6개월 이상) 증례수		%	계		%
(a) 거의 없다	9		41	36		51.4	53		48.2	98		48.5
(b) 수술 전에 비해서 감소했다	13		59	28		40	51		46.4	92		45.5
수술 전의 1/3 이하		(9)	(40.9)		(16)	(22.9)		(41)	(37.8)		(66)	(32.7)
수술 전의 1/2 이하		(1)	(4.5)		(8)	(11.4)		(9)	(8.2)		(18)	(8.8)
수술 전의 2/3 이하		(3)	(13.6)		(4)	(5.7)		(1)	(0.4)		(8)	(4.0)
(a) 수술 전과 변함없다	0			3		4.3	4		3.6	7		3.5
(b) 무기입	0			3		4.3	2		1.8	5		2.5
계	22			70			110			202		

바꿔 말하자면 본 수술에 대해 대개 95% 이상의 사람이 만족하고 있음을 알 수 있었다.

또한 이 결과로부터 액모부를 보다 광범위하게 또, 보다 확실하게 소제한다면 성적의 향상을 꾀할 수 있다는 사실도 알았다.

B. 국소 다한의 소실 <表50>

국소 다한은 에크린선과 아포크린선에 의한 것이지만 특히 에크린 선에 의한 정신성 발한이 많다는 사실을 앞에서 서술했었다.

또한 이 에크린선은 아포크린선보다 더욱 얕게 존재하고 있기 때문에 현재까지의 모든 방법으로는 그 치료가 곤란하다는 점도 이미 설명했었다.

저자가 실시하는 소제법에서는 이 에크린선까지도 소제할 수 있음을 알았다. 그러나 여기에서 문제가 한가지 있다. 그것은 아포크린선 쪽은 액모와 관계가 깊기 때문에 액모부를 소제한다면 문제가 없는데, 에크린선은 액모부보다 광범위하게 존재하고 있기 때문에 단순히 액모부만 소제하는 정도로는 이것을 완전히 없앨 수 없다는 결점이 있다. 따라서 액취의 소실보다는 아무래도 성적이 좋지 않은 경향이 있었다.

앙케이트 결과

국소 다한이 '거의 없어졌다'가,

액와 다한증에서는 22건 중에서 9건(41%).

액취증의 A군에서는 70건 중에서 36건(51.4%).

액취증의 B군에서는 110건 중에서 53건(48.2%).

'수술 전에 비해서 감소했다'가 각각 59%, 40%, 46.4%였다.

이것을 다시 어느 정도인지를 보면 〈표50〉과 같다. 3분의 1 이하라고 하는 사람이 가장 많았고, '수술 전과 변함없다'는 액와 다한증에는

〈표51〉 양복이 더러워지지 않게 되어서 좋았는가?

질병별 경과 월수 급소 다한 의 상태	액와 다한증 6개월 이상		액 취 증 A군(3~5개월)		B군(6개월 이상)		계	%
증례수	증례수	%	증례수	%	증례수	%		
(a) 매우 좋았다	15	68.2	62	88.6	87	79.1	164	81.2
(b) 전보다 좋아졌다	5	22.7	6	8.6	16	14.5	27	13.4
(c) 수술전과 변함없다	0		2	2.8	3	2.7	5	2.5
(d) 무기입	2	9.1	0		4	3.7	6	2.9
계	22		70		110		202	

<표52> 액모에 대해서

질병별 경과 월수 액모의 상태 증례	액와 다한증 6개월 이상 증례 수		A군(3~5개월) 증례 수		B군(6개월 이상) 증례 수		계	%
			액 취 증					
(a) 수술전과 변함없다	0		2	2.9	1	0.9	3	1.5
(b) 수술전에 비해 감소	8	36.4	18	25.7	53	48.2	79	39.1
수술전의1 / 3이상	5	(22.7)	1 4	(20)	38	(34.6)		57(28.2)
수술전의1 / 2이상	2	(9.1)	3	(4.3)	11	(10)		16(7.9)
수술전의2 / 3이상	1	(4.6)	1	(1.4)	4	(3.6)		6(3)
(c) 거의 없다	14	63.6	44	62.9	49	44.5	107	53
(d) 전혀 없다	0		6	8.6	3	2.7	9	.5
(e) 무기입	0		0		4	3.6	4	2
	22		70		110		202	

없었고, 액취증의 A군에 4.3%, B군에 3.6% 인지한 것에 불과했다.

이것을 재확인하기 위해서 이번엔 방향을 바꾸어 '양복이 더럽혀지지 않아서 좋아졌느냐'는 질문을 해 보았다. 그리고 그 결과가 〈표51〉이다.

액와 다한증에서는 68.2%, 액취증 A군에서는 88.6%, B군에서는 79.1%가 매우 좋았다고 답변하였다.

수술 전과 변하지 않는 것은 A군에서는 2.8%, B군에서는 2.7%에 불과했다.

이 액와 다한에 대해서는 현재까지 미용적으로도 뛰어나며, 또 이만큼 성적이 좋았던 방법은 없었다.

C. 액모에 대해서〈표52〉〈표53〉

수술 후, 액모에 '변화가 없다'고 했던 사람은 불과 3명이었다.

'거의 없다'고 했던 것은 전체적으로 보아 107건(53%).

수술전에 비해서 '감소했다'는 79건 (39.1%).

이것을 다시 검토해 보면,

A군에서는 25.7% 였던 것이 B군에서는 48.2%로, 이것은 시간의 경과와 함께 액모의 증가 경향을 나타내는 것이다. 수술 전에 비해서 감소한 것을 검토해 보면 수술 전에 비해 '3분의 1' 이상이 대부분이었다.

이상으로 생각해 보면, 소제 후에 액모는 매우 감소하였고, 그 대부분은 '3분의 1'부터 '거의 없다'였다. 그러나 '전연 없다'고 하는 경우는 별로 볼 수 없었다.

당소제기(堂掃除器)에 의해 모근이 깨끗하게 소제되었음에도 불구하고, 이와 같이 액모의 재생이 있는 것은 학문적으로도 매우 흥미가 있는 점이다. 이것은 앞에서 서술한 털의 주기, 혹은 피지선과 관계가 있는 것 같다.

또한 재생한 액모가 '그다지 자라지 않는다', '굵어지지 않는다', '부드럽다' 등의 경향이 있지만 여기에서는 언급하지 않기로 하겠다.

이것은 성형외과적의 영역으로 중대한 문제를 포함하기 때문이다. 〈사진21〉

이와 같이 겨드랑이 수술에 있어서 특히 남성에서는 액모가 없어지는 것은 중대 문제이다.

지금까지의 의학적인 관념으로는 액모의 재생이 있는 것은 효과가 없다고 하는 의미였지만 그 개념을 깨뜨렸다.

액모의 재생에 대해서 '어느 정도 희망하고 있는가'를 남녀별로 나눠서 조사해 보았다.

그 결과는 남성들이 58.3%가 액모의 재생을 바라고 있었으며 '없는

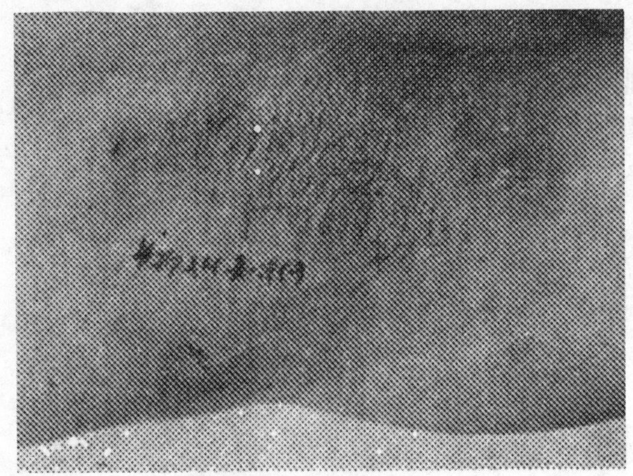

〈사진21〉 액모의 재생

편이 좋다'고 대답한 것은 1건도 없었다. 그에 반해 여성들은 '없는 편이 좋다'라는 대답이 73.5%이고, '있는 편이 좋다'라는 대답은 7.9%에 불과했다.

D. 상처〈표54〉

팔로 가리는 부분의 약 1.5cm의 상처에 대해서 이것을 문제로 삼을 정도는 아니다 라고 생각하는 것은 제3자이고, 당사자인 입장에서 보면 중대한 문제이다.

그 때문에 가능한 눈에 두드러지지 않는 곳에, 더구나 조금히 눈에 두드러지지 않아야 한다고 생각한다.

이것들을 염두에 두고, 옛날에는 '중앙부 절개'에서 '액모부 외상완측'으로 옮겨, 불과 약 1.5cm의 피부 절개를 상완의 장축에 대해서 옆으로 넣는 방법을 실시했다. 현재는 이것을 세로로 두는 방법을 취하고 있다.

〈표53〉 액모는 있는 편이 좋은가?

액모 재생의 희망의 유무	액와 다한증			액 취 증						계	
				A군(3~5개월)			B군(6개월 이상)				
	여자	남자	%	여자	남자	%	여자	남자	%	여자 %	남자 %
(a) 있는 편이 좋다.	2	1	14.3	4	2	8.6	9	4	11.8	15 (7.9)	7 (58.3)
(b) 없는 편이 좋다.	10		47.6	54		77.1	75		68.2	139 (73.5)	0
(c) 아무래도 상관없다.	7	1	38.1	6	2	11.4	20	2	20	33 (17.57)	5 (41.7)
(d) 불　명				2		2.9	0			2 (1.1)	0
계	19	2		66	4		104	6		189	12

〈표54〉 상처의 남는 상태

상처 ＼ 질병별 경과 월수	액와 다한증		액 취 증				계	
			3~5개월		6개월 이상			
		%		%		%		
(1) 거의 모른다	3	14.3	16	22.9	27	24.5	46	22.9
(2) 다소 있다	18	85.7	50	71.4	78	70.9	146	72.6
(Ⅰ) 일수가 지나면 　　사라지겠지	13(61.9)		34(48.6)		50(50)		102(50.7)	
(Ⅱ) 조급히 사라진 　　것 같지 않다	5(23.8)		16(22.6)		23(20.9)		44(21.9)	
(Ⅲ) 무기입					4	3.6	4	1.9
(3) 보기 흉하다	0		4	5.7	1	1.0	5	2.6
계	21		70		110		201	

이 데이타는 상완에 대해서 옆으로 절개한 것으로, 현재 실시하고 있는 데이타를 발표할 수 없는 것이 유감이지만, 이 데이타는 이상의 성적이라는 사실을 덧붙여 둔다.

상처에 대해서 환자가 어떻게 받아들이고 있느냐 라는 앙케이트 결과가 〈표54〉이다.

평균적으로 '거의 모른다'라는 것이 약 24%, '다소 알 수 있다'가 약 71%로 그것도 시일이 지남에 따라서 모르게 되는 경향이 있다.

불과 1.5cm 정도의 상처라도 환자에게 있어서는 마음에 걸리는 것 같다.

그러나 현재는 상완측의 소절개로 액와부는 깨끗하기 때문에 더 이상 눈에 띄지 않는 장소는 없을 거라고 자부하고 있다.

E. 기능 장해〈표55〉

박리가 근막층에까지 미치면 다소 유착이 일어나서 잡아당기는

〈표55〉 기능 장해

질병례 경과 월수 기능 장 해의 종류　　증례수	액와 다한증 6개월 이상 증례 수	%	액　취　증 A군(3~5개월) 증례 수	%	 B군(6개월 이상) 증례 수	%	계	%
(a) 아무렇지도 않다	15	68.2	46	65.7	54	49.1	115	56.9
(b) 거의 없다	6	27.3	18	25.7	40	36.4	64	31.7
(c) 팔에 땅기는 감이 있다	1	4.5	6	8.6	12	11.0	19	9.4
(d) 대답 없다	0		0		4	3.6	4	2.0
계	22		70		110		202	

〈표56〉 신경 장해

신 경 장 해	액와 다한증		액 취 증					
	증례수	%	3개월	%	6개월이상	%	계	%
(a) 저린다	1	4.8	4	5.7	6	5.5	11	5.5
(b) 아무렇지도 않다	20	95.2	66	94.3	100	91.0	186	92.5
(c) 무기입					4	3.5	4	2
	21		70		110		201	

느낌이 남는 경우가 있지만 문제가 될 정도는 아니며 시일의 경과와 함께 차츰 사라진다.

환자는 어떻게 기능 장해를 호소하고 있는지를 조사해 보면, A군·B 군 모두 약 10% 정도, '팔에 쥐가 난다'라고 대답했지만 그것도 저명한 것은 아니고 시일과 함께 가벼워지는 경향이 있다. 아직 상완이 올라가지 않을 만큼 당긴 예는 1건도 없었다.

F. 신경 장해〈표56〉

신경 장해의 발생 원인은 기능 장해와 같다고 생각된다.

또한, 신경 장해는 저림 등으로 표현되지만 이것은 유착의 정도와 장소에 따라 다르며 특별히 고정되어 있지는 않다.

앙케이트 결과에서는 상완을 폈을 때에 손가락에 다소의 저림감이 있는 정도로 이것도 시일의 경과와 함께 소실되었다. 증상이 심해서 내원한 것은 1건도 볼 수 없었다.

G. 색소 침착〈표57〉

수술 후, 소제한 부분과 건강부를 확실히 구별할 수 있는 색소가

〈표57〉 색소 침착

('수술한 부분은 약간 거무스름하고 수술 전과
비교해서 구별할 수 있는가?'라는 질문에 대해서)

색소 상태	질병별 경과 월수 증례수	액와 다한증 6개월 이상 증례 수		액 취 증 A군(3~5개월) 증례 수		B군(6개월 이상) 증례 수		계		%
(a) 예		7	31.8	26	37.1	32	29.1	65		32.1
(b) 아니오		15	68.2	38	54.3	74	67.3	127		62.9
(c) 무기입				6	8.6	4	3.6	10		5.0
계		22.		70		110		202		

남는다는 것은 식피술에 준하는 당소 제법에 있어서도 다소 피하기
어려운 문제이다. 그것을 막기 위해서 수술에는 예리한 날을 사용해서
수술 중 피내에 내출혈을 일으키지 않도록 주의하고 있다.

〈표57〉은 색소 침착의 결과이다. A군에서는 26명(37.1%)에게,
B군에서는 32명(29.1%)에게, 약간 주위보다 판별할 수 있을 정도의
붉은기가 남았지만 시간이 지남에 따라서 점점 소실되는 것 같다.

다소, 눈에 두드러지는 듯한 증례라도 3~4년 경과하면 완전히 모르
게 된다. 식피술에 있어서도 식피한 피부에 다소 색이 남아서 곤란했
지만, 이 식피와 같은 정도로 얇게 소제하지 않으면 증상의 경감을
기대할 수 없다.

[주] 색소 침착의 원인은 수술 중에 무리가 따르면 피내에 내출혈을
초래해서 멜라닌 과립이 많아지기 때문이다. 따라서 소파법과 같이
잘 들지 않는 날로 압박을 가하면 색소 침착을 일으키기 쉬워진다.

당소 제법에서도 예리한 교체 날을 사용해서 소제도 가운데날까지

〈표58〉 이 수술을 받기를 잘했는가?

질병별 경과 월수 색소 상태 　　증례수	액와 다한증 6개월 이상		액　취　증 A군(3~5개월)		B군(6개월 이상)		계	%
	증례수	%	증례수	%	증례수	%		
(a) 잘했다	18	81.8	68	97.1	101	91.8	187	92.5
(b) 그렇지 않다	2	9.1	2	2.9	5	4.5	9	4.5
(c) 후회하고 있다	1	4.5	0		1	0.9	2	1.0
(d) 무기입	1	4.5			3	2.8	4	2.0
계	22		70		110		202	

로 하며 윗날까지는 가능한 한 피하는 것도 이 때문이다.

H. 수술 후의 종합 판정에 대해서

각 항목에 대해서 앙케이트 조사를 했으며 마지막으로 저자가 개발한 피하 조직 소제법을 받고 좋았는가 어떤가 라는 질문을 하였다. 그리고 그 결과가 〈표58〉이다.

'수술을 받아서 좋았다'라는 대답은 액와 다한증에서는 81.8%, 액취증에서는 94.5%, 평균 92.5%로 이 방법이 얼마나 뛰어난지를 말해주고 있다.

'그렇지도 않다'가 액와 다한증에서는 9.1%, 액취증에서는 3.7%, 평균 4.5%였다. 이것은 앞에서도 서술했듯이 액와 다한의 원인인 에크린선은 아포크린선보다 얕게 존재하고, 또한 액모의 범위 밖으로부터도 많이 발한하기 때문에 더 이상 기대하는 것은 무리일 지도 모른다.

'후회하고 있다'는 액와 다한증, 액취증에 각각 1건씩 있었다.

그 원인은 무엇인지 불명하지만 상처가 켈로이드로 인해 눈에 두드러지기 때문일지도, 또는 심신증적인 액취증으로 실제로는 그 정도도 아니지만 주관적으로 강하게 받아들이고 있는 것일 지도 모른다.

무기명의 앙케이트 결과라고 하는 것은 실제보다 엄격한 법이다. 그럼에도 불구하고 이와 같이 환자에게 각광받고 있다는 사실을 알고, 점점 더 자신감을 더해갈 수 있었다. 앞으로 더욱 완벽해지도록 연구를 계속하며, 그 성과를 발표할 수 있기를 바라고 싶다.

□외음부 액취증의 수술 요법

외음부 액취증(아랫도리 암내)의 비율은 그다지 높지는 않다. 앞에서 서술했듯이 불과 1~2%에 불과하며 환자가 심각하게 고민할 정도의 일은 아니다.

그런데 냄새는 대부분의 경우, 액와부의 액취가 내복을 타고 하복부에서 나는 것 같다. 단, 내복에 묻은 걱정을 할 수 있다. 냄새 때문에 너무 신경질적이 되면, 대하 냄새와 함께 걱정된다.

이것을 너무 신경써서 결혼에 지장을 초래하지 않을까 라고 걱정하고 치료를 희망하는 여성이 있다.

그 수술 방법은 액와부의 액취증과 같으나, 경증(輕症)의 사람이 많기 때문에 국소 요법을 권하고 있다.

증례는 적어, 현재까지 겨우 4건 정도에 불과했다.

[주] 수술법

치모의 범위에 준해서 소음순과 대음순의 경계부에서 치모, 특히 외음부에 걸쳐서 예정선을 둔다.

피절은 소음순 위, 3분의 1 정도 지점의 대음순부 옆에 약 2cm 두고, 액취증과 마찬가지로 박리해서 담소제법을 실시한다.

치모가 빽빽하고 딱딱하기 때문에 수술하기 어려운 점도 있다. 치모에 대해서는 '액취증의 액모 재생'의 항에서 서술했듯이 완전무모가 되는 일은 없다. 또한, 치모의 중심부는 다소 남기고 있기 때문에 미용적으로도 문제는 없다.

수술은 더블 타이 오버법을 사용한다. 이것은 앞에서 서술했듯이 배뇨시에 장해가 되지 않는 점, 조기에 착실하게 생착하기 때문에 일찌감치 이 Dressing을 소제할 수 있는 등의 장점이 있다.

결과의 성적은 매우 좋았으며 부종, 출혈은 없었다.

□절제법 수술 후에 재수술

절제법을 받아도 어중간한 결과로 끝난 경우가 많은 것은 재삼 시술했다.

이 고민은 생각보다 심각한 것이다. 그러나 당소제법은 이 반흔으로 불완전하기 때문에 중앙횡 절개, 혹은 Z상 절개를 두고 전제법과 더블 타이 오버법을 실시함으로써 완전 치유를 가져올 수 있게 하였으므로 고민하고 있기보다 적극적인 치료를 권한다.

□각종 요법의 비교 · 종합 판정

지금까지 각종 요법에 대해서 전문가가 될 만큼 자세하게 서술해 왔다. 그러나 핵심을 놓치는 경향이 있기 때문에 여기에서 종합적으로 살펴보고, 당신쪽이 받아서 좋은 요법, 받아도 별로 효과가 없는 요법을 정리해 놓은 것이 〈표59〉이다.

① 약물 요법

겨드랑이 밑에 연고 등을 바르는 요법이다. 액취의 소실에는 어느 정도 효과는 있다. 그러나 다한이 제거되지 않는 점, 효과가 일시적인 점 등이 결점이다.

따라서 증상이 가벼운 사람은 목욕, 청결, 액모의 체모와 함께 병용해서 효과를 볼 수 있는 방법이다.

② 이학적 요법

이 중에서 비교적 효과가 있는 것은 전기 응고법이지만, 3회 이상의 시료(施療)의 고생과 경제적 부담에 비해 국소 다한이 제거되지 않기 때문에 완전 치유와는 거리가 멀다. 또한 전문가의 치료가 아니면 뜻밖의 화상을 입어서 보기 흉한 상처를 남기는 경우도 있다.

그 밖의 방사선 요법, 이온 토플레제 요법 등은 일시적인 효과는 있지만 부작용이 따르기 때문에 피해 주기 바란다.

〈표59〉 각종 요법의 비교

	처치의 난이도	수술후의 안정도	합병증 의 유무	이용적	효 과 액 취	효 과 다 한	종합 판정
1) 약물 요법	○	–	–	○	△	×	△
2) 이학적 요법							
전기 분해법	×	–	–	○	△	×	×
전기 응고법	×	–	±	○	△	×	△
방사선 뢴트겐	○	–		○	×	×	×
라 듐							
수술 요법							
a) 절제법	○	+	+	×	○	○	×
b) 소파법	△			○	×	×	×
c) 전제법	△			△	○	×	△
d) 소제법	○	–	–	○	○	○	○

○ 좋다 △ 약간 좋다 × 나쁘다　～　많이 필요 있다 ＋ 필요 있다 － 없다

③ 수술 요법

완전 치유에는 이 방법 이외에는 거의 없다고 봐야 한다.

(a) 절제법……큰 상처가 남으면서 효과는 불충분하기 때문에 피해야 한다.

(b) 소파법……소파하는 날이 잘 들지 않기 때문에 그 효과를 기대하는 것은 무리이다.

(c) 전제법……비교적 작은 절개로 피부 뒤쪽에서부터 가위로 잘라내는 방법이기 때문에 효과는 비교적 확실하다. 그러나 상처가 벌어지기 쉬운 결점이 있기 때문에 충분히 시간을 두고 요양해야 하는 결점이 있다.

(d) 소제법……저자가 개발한 방법으로 효과는 물론 미용적인 면과 단기간의 치료로 끝나기 때문에 암내 치료에는 최적이라고 생각된다.

□암내와 성형외과

암내는 지금까지 피부과 영역에 속해서 수술 요법은 적극적으로 이루어지지 않았다. 그래서 한결같이 약물 요법이나 신경쓰지 말라는 등으로 가볍게 처리되는 경우가 많았다. 또는 외과의에게 근치료법을 맡기고 피하려고 하고 있다. 한편, 외과의 쪽은 절제법으로 충분하다는 입장이다.

이런 양쪽의 이러지도 저러지도 못하는 것이 환자이다. 따라서, 그 구원을 어디에서 찾았느냐고 하면 미용 외과이다. 그곳에서도 전기분해, 응고법으로 만족할 수 밖에 없었다. 현재까지 적확한 치료법이 없었기 때문이다.

그러나 지금까지 서술해 왔듯이 이 소제법이 개발된 것을 기회로 점차 각지에서 이루어지게 될 거라고 생각한다.

┌─────────┐
│ 판권 │
│ 본사 │
│ 소유 │
└─────────┘

현대가정의학시리즈-37

다한증 · 암내 예방과 치료대책

2013년 9월 25일 인쇄
2013년 9월 30일 펴냄

지은이 현대건강연구회
펴낸이 최상일
펴낸곳 태을출판사
주 소 서울특별시 중구 동화동 52-107 동아빌딩내
전 화 02·2237·5577
팩 스 02·2233·6166
등 록 1973년 1월 10일 제 4-10호

ISBN   89-493-0425-2 13510

＊ 잘못 만들어진 책은 잘된 책으로 바꾸어 드립니다.

• **주문 및 연락처**
  우편번호 100-456
  서울특별시 중구 동화동 52-107 동아빌딩내
  전화 02·2237·5577 **팩스** 02·2233·6166